Schutz vor Alzheimer Krankheit

Gesundheit erflehen die Menschen
von den Göttern,
dass es aber in ihrer Hand liegt,
diese zu erhalten,
daran denken sie nicht.
Demokrit

Hauptstr. 16
78609 Tuningen
Tel. 07464-98740
www.ulmertuningen.de

Text, Layout:
Günter Albert Ulmer

ISBN 978-3-932346-70-5

Alle Angaben in diesem Buch wurden nach bestem Wissen erstellt. Die Angaben erfolgen ohne Verpflichtung oder Garantie des Autors. Er übernimmt keine Verantwortung und Haftung für etwa vorhandene Unklarheiten und inhaltliche Unrichtigkeiten. Die Forschung ist auf diesem Gebiet noch im Fluss. Die gegebenen Hinweise und Empfehlungen zur Selbsthilfe können bei schweren Erkrankungen den Arzt oder Heilpraktiker nicht ersetzen. Es empfiehlt sich deshalb immer, eine zusätzliche medizinische Diagnose vom Behandler einzuholen und sich von diesem therapeutisch begleiten zu lassen.

Günter Albert Ulmer

Schutz vor Alzheimer Krankheit

Günter Albert Ulmer Verlag
78609 Tuningen

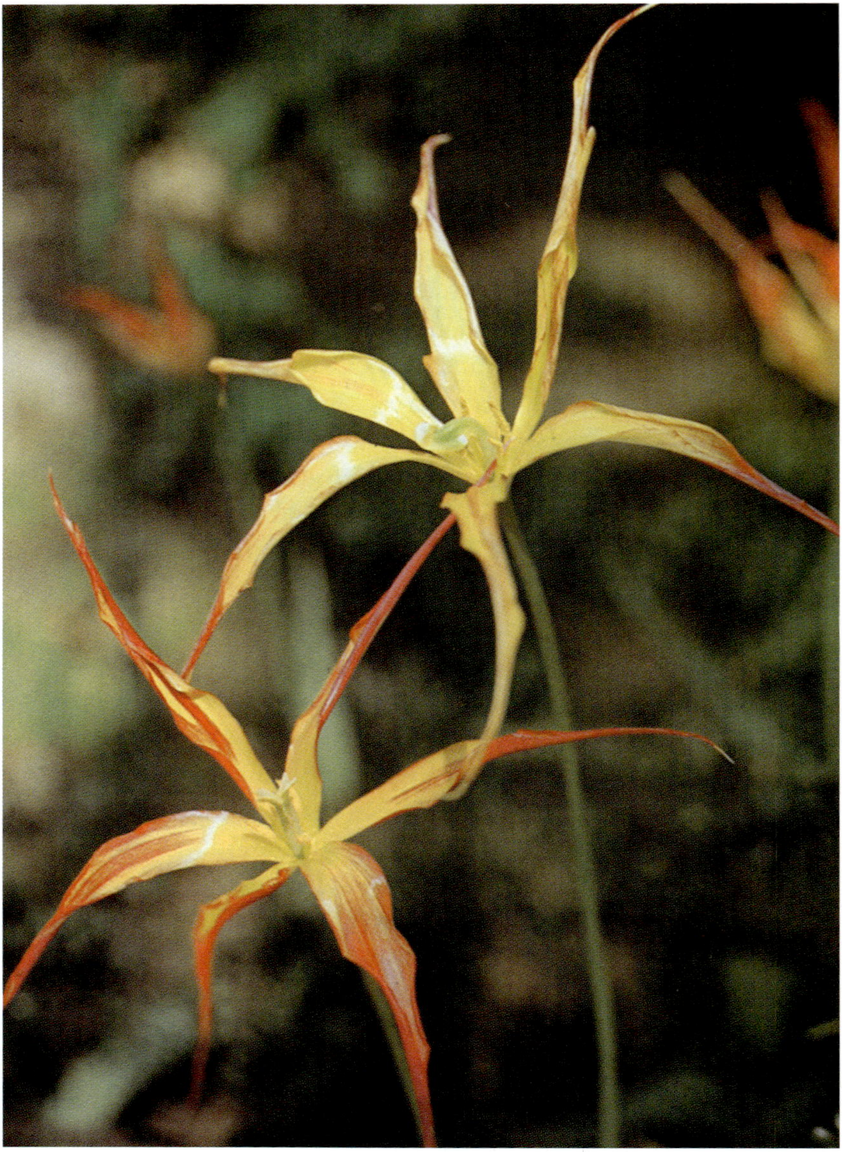

Inhaltsverzeichnis

Einleitung

Bei der Alzheimer Krankheit handelt es sich um eine gehirnabbauende Krankheit, die mittlerweile **an vierter Stelle der Todesursachen** steht. Zumindest in den Ländern mit einem hohen Lebensstandard werden die Menschen immer älter und damit auch jener Zustand immer häufiger, den man Demenz nennt. Eine Demenz (lat. dementia) bedeutet „ohne Geist“ und ist ein Defizit an Gehirnfunktionen. Die am häufigsten auftretende Form der Demenz ist die Alzheimer Krankheit.

Fast eine Million Deutsche leiden an Alzheimer Demenz. Die Ärzte bezeichnen diese Krankheit, die das zentrale Nervensystem beeinträchtigt, als unheilbar mit unbekannter Ursache. Ein frühes, alarmierendes Signal dieser Krankheit zeichnet sich dadurch aus, dass Denkurteil und Erinnerungsvermögen beeinträchtigt werden und später dann Verwirrtheit, emotionale Labilität und fortschreitende geistige Umnachtung eintritt.

Fast jeder dritte Mensch, der über 85 Jahre alt ist, leidet heute an dieser Krankheit. Auch Ronald Reagan, Helmut Schön, Heinrich Lübke, Rita Hayworth, Herbert Wehner u.a. sollen Opfer der Alzheimer Krankheit gewesen sein. **Doch die Opfer werden immer jünger**. Es wird geschätzt, dass in Deutschland jedes Jahr über 700 000 neue Patienten hinzukommen. Der Epidemologe Horst Bockel rechnet bis im Jahr 2040 mit doppelt so vielen Betroffenen.

Man spricht bereits schon von einer Alzheimer Epidemie. Das Risiko steigt bei zunehmendem Alter. Die Zukunft könnte deshalb dramatisch aussehen. Nicht nur, weil die Menschen immer älter werden und es immer mehr Alzheimer Patienten geben wird, sondern dass die Erkrankung auch eine Riesenbelastung für die Pflegenden bedeutet, denn viele Patienten werden zu Hause betreut.

Deshalb sollte jeder von uns sich unbedingt mit den Ursachen und den Konsequenzen dieser Erkrankung auseinandersetzen und auch alles aufbieten, um nicht in diese Umnachtung zu fallen und damit nicht nur selber die Lebensqualität voll einzubüßen, sondern auch eine furchtbare Last für andere Menschen zu sein und auch ihnen mit diesem Leiden die Lebensqualität zu rauben.

Der Arzt Alois Alzheimer entdeckte als Erster die Krankheit der Hirnleistungsschwäche. Im November 1906 untersuchte Alois Alzheimer eine 51-jährige Patientin, die unter Sprach- und Merkstörungen litt, sich in ihrer Umgebung nicht mehr recht orientieren konnte und alle Zeichen geistiger Verwirrtheit aufwies.

Nach dem frühen Tod dieser Frau fand Alois Alzheimer eigenartige Veränderungen in ihrem Gehirn, die wie dunkle Haarlocken aussahen und die er für den Zustand und damit auch für den Tod seiner Patientin verantwortlich machte. Es waren Ablagerungen, sogenannte Plaques (franz. = Platte) in Teilen des Gehirns. Die Patientin soll

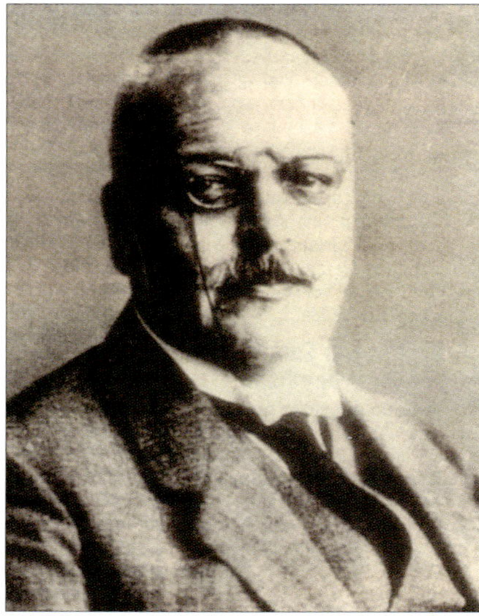

Alois Alzheimer *verbrachte mehrere Jahre mit Forschung und Studien der Hirnrinde und veröffentlichte eine Reihe von Arbeiten. 1895 wurde Alzheimer in Frankfurt zum Oberarzt ernannt. 1902 kam er mit Emil Kraepelin an die Psychiatrische Klinik in München, wo er das hirnanatomische Laboratorium leitete und sich 1904 habilitierte.*

Bei einem Vortrag vor Süddeutschen Nervenärzten beschrieb er zum ersten Mal das „eigenartige Krankheitsbild" seiner Patientin Auguste Deter.

Bei der Obduktion des Gehirns wurde festgestellt, dass die Hirnrinde dünner war als normal und Ablagerungen eigentümlicher Stoffwechselprodukte in Form von Plaques zu finden waren.

Mit einem neuartigen Färbemittel konnte Alzheimer erstmals auch eine Veränderung der Nervenfibrillen nachweisen. Die mit diesen auffälligen Veränderungen des Gehirns verknüpfte Krankheit benannte Kraepelin später nach Alzheimer.

ihre Krankheit so beschrieben haben: „Ich habe mich selbst verloren."

Als Alois Alzheimer auf diese Erkrankung stieß, **gab es nur wenige davon betroffene Menschen.** Da eine Vielzahl von Nervenzellen des Gehirns abgestorben sind, heißt diese Diagnose aus biologischer Sicht Alzheimer Demenz.

Diese Zellen können sich scheinbar nicht erneuern. Deshalb rechnen die Experten nicht mit einer Besserung der Krankheit. Angesichts der Schwere des Krankheitsverlaufs und der erheblich geminderten Lebensqualität der Kranken sowie auch ihrer betreuenden Angehörigen, die oft auch selbst die Infragestellung ihrer eigenen Existenz befürchten, suchen die Wissenschaftler immer noch nach den Ursachen der Alzheimer Erkrankung. **Obwohl sie seit über 100 Jahren bekannt ist, weiß man immer noch verhältnismäßig wenig über ihre Ursachen.** Es handelt sich um einen nicht ansteckenden Gehirnabbau, insbesondere im Bereich der Hirnrinde.

Durch Forschungsarbeiten in den letzten Jahren wurden mehrere Ursachen der Alzheimer Demenz erkannt und auch beschrieben. Diese wollen wir insbesondere in den nächsten Kapiteln des Buches ausführlich besprechen. Auf diese Weise wird es möglich, eine wirksame Vorsorge zu ergreifen, um nicht in das furchtbare Elend einer langsamen Gehirnzerstörung zu geraten.

Neo-Cortex:
Stirnhirn
Durch Phosphat,
Alkohol, Tranquilizer
Eiweiß, Anabolika,
können noradrenalinabhängige Substanzen geschädigt werden.

Moralische Kontrolle,
kein unverantwortliches Handeln,
antikriminelles Regelsystem,
Schützt sich oder andere
vor Schaden
vegetative und endokrine Reaktionen,
gesteuert durch Adrenalin und Noradrenalin.

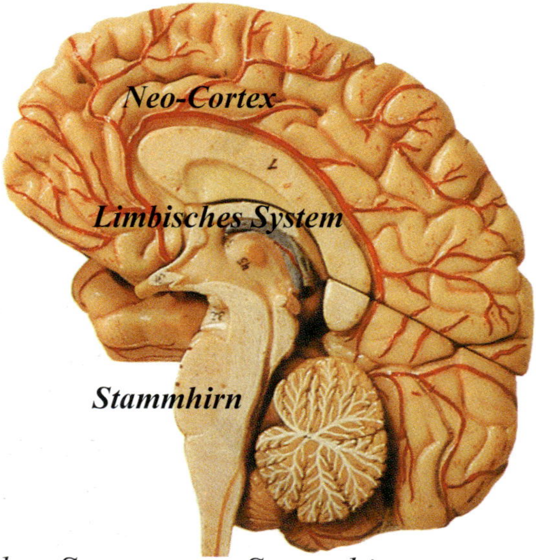

Limbisches System:
In Verbindung mit
Hypothalamus und
Hypophyse.

Stimmung, bei Mangel
Depression,
bei Überschuss: Suchtgefahr,
gesteuert durch Serotonin.

Stammhirn: Nicht durch Worte erreichbar, Ausdruck allein durch Handeln,
Erhaltung des Individuums,
steuert Verhaltensweisen.
Verteidigung, Paarung
und Fortpflanzung.
Wird von 2 Neurohormonen
beeinflusst: Acetylcholin und Dopamin.

Biologisches Altern und das Gehirn

Der Prozess des Alterns ist nicht an Krankheiten gebunden, doch das Alter macht den Körper für Krankheiten besonders anfällig. Wenn sich auch im Alter die äußere Schale, die Haut, die Muskulatur und das Knochengerüst etwas zurückbilden und in sich selbst zurückziehen, so kann doch das Nervensystem nach innen aktiviert und konzentriert werden. Die Altersphase kann einen geistigen Höhepunkt darstellen, mit ungeahnten Möglichkeiten. Feuchtersleben sagt: **„Das ganze Geheimnis, unser Leben zu verlängern, besteht darin, es nicht zu verkürzen.“**

Doch wie verhält es sich mit unserem Gehirn? Unser Gehirn mit seinen über 100 Milliarden Nervenzellen ist das Leitorgan unseres ganzen Körpers. Die Nervenzellen stehen in permanentem Austausch mit Tausenden weiteren Körperzellen. Unser Gehirn und unser Nervensystem bilden eine Einheit. Unser Gehirn koordiniert alle körperlichen Funktionen, von der Herztätigkeit bis zum Stoffwechsel und ist auch zugleich das Instrument des physischen Geschehens, vom Erinnern bis zum schöpferischen Einfall.

Mit zunehmendem Alter oder in belastenden Lebenssituationen sterben Gehirnzellen ab und die Vernetzung der Nervenzellen ist rückläufig. **Dies ist ein Prozess, der schon mit 15 Jahren beginnen kann.** Später kommt noch eine abnehmende Durchlässigkeit der Zellmembranen hinzu. Die Folge ist eine verschlechterte Reizleitung der Kontaktstellen. Diese Kontaktstellen zwischen den Nervenzellen werden als **„Synapsen“** bezeichnet.

Eine eingeschränkte Gehirnfunktion, z.B. Vergesslichkeit, kann häufig die Folge einer schwächer werdenden Reizweiterleitung der Nervenzellen an den Synapsen sein.

Immer wieder wird nach Stoffen bzw. nach Produkten gefragt, die zur Verlangsamung des Alterungsprozesses oder zur Bewahrung eines jugendlichen Aussehens und jugendlicher Fähigkeiten führen. Produkte, mit denen das altersbedingte Nachlassen der kognitiven Fähigkeiten verhindert oder verlangsamt werden kann, erscheinen damit grundsätzlich auch als Hilfe bei Alzheimer Krankheit.

Dass mit zunehmendem Alter auch die geistige Leistungsfähigkeit abnimmt, scheint normal zu sein. „So wie unsere Haut faltig wird und an Durchblutungsstörungen leidet, baut auch das Gehirn ab“, sagt Norbert Kathmann vom Institut für Psychopathologie der Humboldt-Universität Berlin: „Der Eine bekommt früh Falten, der andere spät - ähnlich ist das auch beim Gehirn.“ **Ist die Beeinträchtigung durch den schwindenden Verstand allerdings so groß, dass der Betroffene seinen Alltag nicht mehr meistern kann, sprechen Mediziner von einer Demenz.**

Jeder empfindet das Älterwerden anders, aber Einbußen müssen wir alle hinnehmen. Alterungsprozesse des Gehirns lassen sich bereits ab dem mittleren Erwachsenenalter beobachten.

Die Altersforscher Naftali Raz und Ulman Lindenberger vom Max-Planck-Institut für Bildungsforschung in Berlin haben die Unterschiede beim Abbau des Gehirns untersucht. Die Volumenveränderungen bei den einzelnen Teilnehmern an einer Studie waren unterschiedlich stark ausgeprägt. **Offensichtlich ist die Hirnalterung ein sehr individueller Prozess.** Zumindest einige dieser Unterschiede scheinen mit Bluthochdruck zusammenzuhängen. Raz und Lindenberger stellten fest, dass gedächtnisrelevante Regionen wie der Hippocampus aber auch die weiße Substanz im präfrontalen Cortex bei den Bluthochdruckpatienten besonders stark geschrumpft waren. Und zwar umso stärker, je länger diese Patienten an Bluthochdruck litten. **Bluthochdruck ist offenbar noch gefährlicher als bisher vermutet und schließt das Risiko, an Alzheimer Demenz zu erkranken, ein.**

In Zürich, Boston und San Diego, trafen sich Neurologen und Molekularbiologen, um Forschungsergebnisse auszutauschen. Von mehreren Wissenschaftsfronten zugleich kommen die Nachrichten: Genforscher können immer präziser bestimmte Gene einzelner Formen der Alzheimer Krankheit zuordnen. Die Molekularbiologen sind dabei, dem Mechanismus der Zellveränderungen im Gehirn auf die Spur zu kommen, der zu den Ausfallerscheinungen bei Alzheimer Kranken führt.

Funktion der Gene

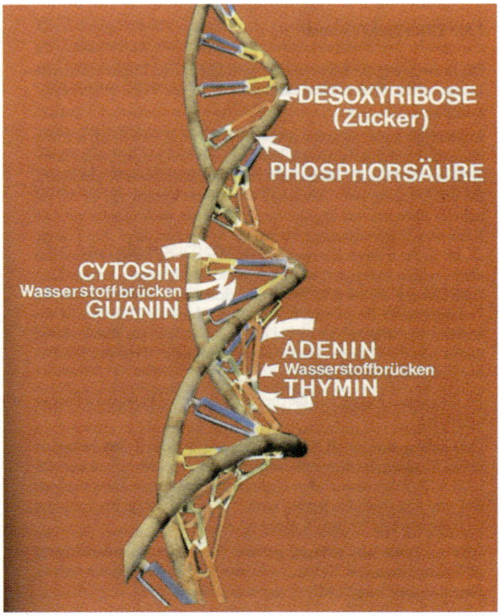

Beim Menschen kann man mit 50 Tausend Erbmerkmalen rechnen.
Ein Gen ist ein einzelner Abschnitt in der Erbinformation.
Auf der Strickleiter der DNS sind vier verschiedene Bausteine. Diese vier Bausteine reichen aus, um die gesamte genetische Erbinformation zu verschlüsseln.
Ein einzelnes Gen kann durchaus ein Stück DNS-Treppe von 2 Tausend Stufen ausmachen. Man ist heute der Meinung, dass die Anordnung dieser Stufen jedem Gen seinen besonderen Charakter verleiht.

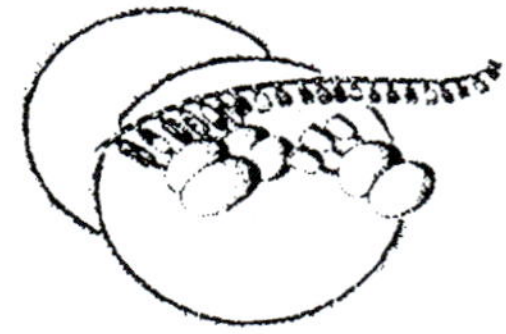

Ein Gen wird aktiv. Die Information wird abgetastet.

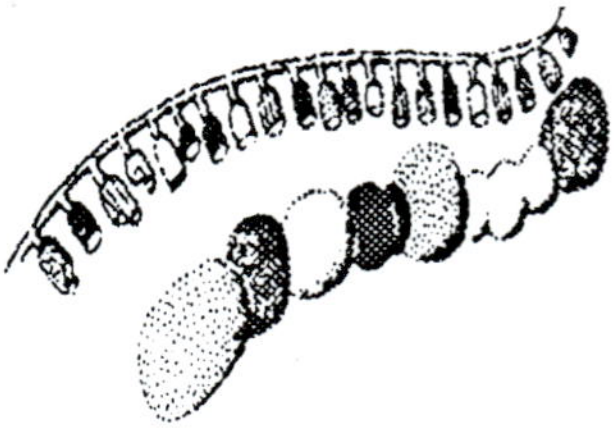

Gemäß der Information wird ein kettenförmiges Protein-Molekül zusammengesetzt.

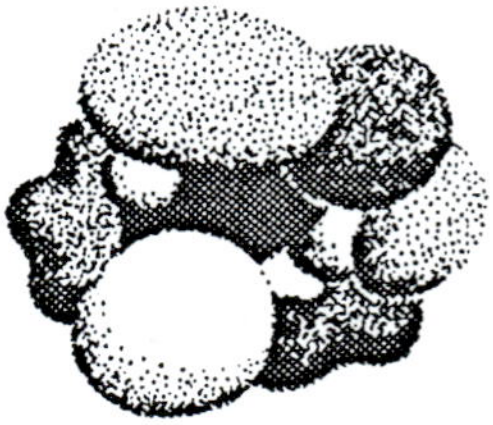

Das Proteinprodukt führt als aktive Substanz die Befehle der Gene aus.

Ein Komplex von Symptomen und Ursachen

Als Ursache der Alzheimer Krankheit wird eine Kombination aus Erbfaktoren, Hirnschädigungen im Laufe des Lebens, Schilddrüsenunterfunktion, ungesunde Ernährung (Übersäuerung), Sauerstoffnot, Entzündliche Vorgänge, freie Radikale, Homocystein, starkes Rauchen, Arteriosklerose, Bluthochdruck, Schwermetallbelastungen und Umwelteinflüssen usw. angenommen.

Veränderungen des Erbgutes allein dürften für weniger als 3 Prozent aller Alzheimer Erkrankungen verantwortlich sein. Forscher fanden das krankmachende Gen auf dem Chromosom 21, das auch für den sogenannten Mongoloismus verantwortlich gemacht wird. Menschen mit diesem defekten Gen erkranken meistens schon im vierten oder fünften Lebensjahrzehnt.

Bei der Alzheimer Krankheit sind nicht in erster Linie die Gene, sondern die Proteine ursächlich. Die Gene sind „nur" der Bauplan, die Proteine sind das eigentliche Produkt. Die Gene liefern den Bauplan für die Eiweiße. Man könnte auch sagen, die Gene sind das Kochrezept, doch die Proteine sind das, was dann auf dem Teller liegt. Es ist grundsätzlich so, dass die Vielfalt des Lebens nicht auf der Ebene der Gene zu finden ist, sondern auf der Ebene der Proteine.

Auf einem Gen können beim Menschen bis zu 20 unterschiedliche Proteine entstehen und viele Proteine können sich nach ihrer Fertigstellung noch verändern, was durch spezielle Seitengruppen entsteht, ohne dass die Gene darauf noch einen Einfluss haben.

Proteine lassen sich nicht so leicht handhaben wie Gene: sie sind labiler und sie ändern ihre Struktur, wenn sich ihr Umfeld ändert. Viele Krankheitsprozesse drücken sich nicht durch Gene, sondern durch Veränderung der Proteine aus.

Die Gene bestimmen nur die sogenannte Primärstruktur des Proteins. **Die Aminosäurekette faltet sich nämlich in wässriger Lösung zu einem charakteristischen Knäuel.** Jedes Protein bildet seine eigene Raumstruktur. Nach welchen Gesetzen dieser Faltungsprozess abläuft, ist erst in Ansätzen bekannt.

Geht bei diesen Vorgängen etwas schief, so entstehen falsch gefaltete Proteine, die sofort in die richtige Form gebracht oder abgebaut werden müssen, da sonst schwere Krankheiten entstehen können, z.B. Creutzfeld-Jacob-Krankheit - BSE).

Proteine können mit speziellen „Schneid-Enzymen“ in kleinere, besser analysierbare Molekülbestandteile zerlegt werden. Als Resultat entsteht für jedes Protein wieder ein typisches Muster von Bruchstücken. Schätzungen gehen davon aus, dass sich in komplexen Zellen bis zu 30 000 verschiedene Proteine befinden. Und die Funktion vieler Eiweißmoleküle ist noch unbekannt.

Bestimmte Eiweiße zerstören das Gehirn

Das **A**myloid-**P**recursor-**P**rotein (Amyloid-Vorläufer-Protein) ist ein integrales Membranprotein, von dem man annimmt, dass es bei der Bildung von Synapsen eine Schlüsselrolle in den Hirnzellen spielt und wahrscheinlich als Signalstoff dient. Die Forschergruppe um den US-Wissenschaftler Selkoe entdeckte, dass die APP-Moleküle in vielen Zellen des Körpers hergestellt und auf unterschiedliche Weise von molekularen Scheren (Enzyme) zerschnitten werden.

Bei der Entstehung der Alzheimer Krankheit schneiden zwei Enzyme, die Beta-Sekretase und die Gamma-Sekretase, eine Art molekulare Schere, ein 39 bis 42 Aminosäuren langes, neuro-toxisches Bruchstück aus dem Amyloid-Precursor-Protein, welches Beta-Amyloid genannt wird. Dieses Bruchstück ist ein Hauptbestandteil der Plaques in den Gehirnen von Alzheimer Patienten.

Je nachdem, ob der eine oder andere Weg beschritten wird, entstehen entweder harmlose Spaltprodukte, oder das plaquebildende Beta-Amyloid. In der Vorlaufphase der Alzheimer Krankheit bilden sich an den Verästelungen der Nervenzellen winzige Keime aus diesem Abfallprodukt, die sehr langsam anwachsen, bis sie erst die Nachrichtenleitungen blockieren und schließlich die Nervenzellen verrotten und absterben lassen.

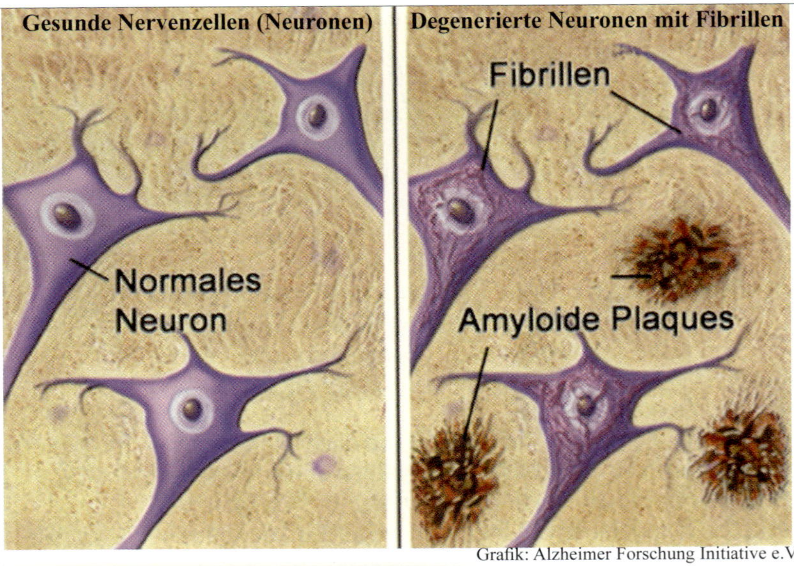

Grafik: Alzheimer Forschung Initiative e.V.

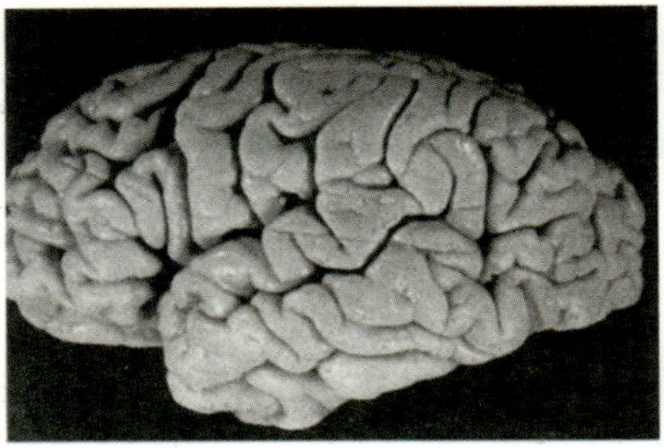

Normales Gehirn

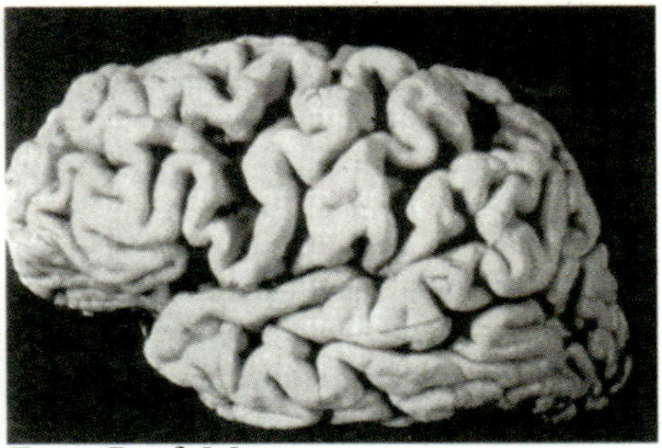

Foto: Prof. Maurer

Morbus Alzheimer
Der Anteil der Nervenzellen (Neuronen) ist zusammengeschrumpft, so dass zwischen dem Nervengewebe größere Gehirnflüssigkeitsräume entstehen.

Im Verlauf der Jahre können sich Zehntausende solcher Plaques, also Ablagerungen, in den Gehirnen von Patienten mit Alzheimer entwickeln, die dann zur Schrumpfung des Gehirns führen können.

Dr. Bircher-Benner (Schweiz) hat in seinem Wendepunkt und in seinen Büchern immer wieder auf die Amyloidose hingewiesen, d.h. auf eine Ansammlung dieser Abfallprodukte aus dem Verzehr tierischer Eiweiße. Amyloid-Ablagerungen können also aus dem reichlichen Verzehr von tierischem Eiweiß stammen, nicht aus Pflanzeneiweiß. Die feinen Blutgefäße, die Kapillaren, insbesondere im Gehirn, können durch Amyloidablagerungen verstopft werden.

Beta-Amyloid verklumpt sich außerhalb der Nervenzellen zu Plaques und behindert dadurch die Kommunikation zwischen den Nervenzellen. **Außerdem können die Plaques auch zum Zelltod führen.**

In Alzheimer Gehirnen sind neben Plaques auch sogenannte „Tanges“ auffällig. Einige Forscher machen diese Tau-Ablagerungen für den Zelltod verantwortlich.

Das Tau Protein hat in der Zelle eine wichtige Aufgabe. Warum es sich zu langen Fasern zusammenlagern kann, wissen die Forscher noch nicht genau.

Außerdem werden auch großflächige Entzündungsprozesse im Gehirn als Ursache für den Zelltod angesehen. Der Wissenschaftler Pat McGeer entdeckte im Gehirn von Alzheimer Patienten Anzeichen von starken Entzündungsprozessen.

Zunächst geht bei den Patienten das Kurzzeitgedächtnis verloren, dann wird auch das bereits etablierte Langzeitgedächtnis gestört.

Als Erstes sterben Zellen im Limbischen System, das für Emotionen und Erinnerungsvermögen zuständig ist. Als nächstes geht die Zerstörung auf die Großhirnrinde über, wo Nervenzellen und Synapsen in dem Bereich absterben, der das Sprechen und Denken kontrolliert. Manche erkennen Gegenstände und Gesichter nicht mehr, sogar solche nicht, die ihnen vertraut sind. Einzelne Patienten bekommen Anfälle oder werden gewalttätig. **Bei der Alzheimer-Demenz kommt es bis zu einer 80-prozentigen Schrumpfung des Gehirns.**

Seit langem wird ein Zusammenhang der Alzheimerschen Demenz und der Aluminiumaufnahme vermutet. Insbesondere japanische Forscher haben nachgewiesen, dass die Aufnahme von Aluminium auf das Trinkwasser zurückzuführen sei. Bei Fluoridierung des Trinkwassers kann Aluminium mit Fluorid zu Al-Trifluorid, einem normalen Molekül, reagieren, **das geradezu prädestiniert ist, die Darmwand und die Blut-Hirn-Schranke zu passieren.**

Eindeutige Beweise dafür, dass zu viel Aluminium im Trinkwasser das Erinnerungsvermögen beeinträchtigen kann, wurden 1988 erbracht. Ein Zwischenfall im

Wasserwerk in Camelford in Cornwall (England), führte dazu, dass die Bevölkerung dort Wasser mit enorm erhöhten Aluminiumsulfatwerten trank. **Gedächtnisverlust war ein sehr verbreitetes Leiden unter den bedauernswerten Menschen,** die dieses kontaminierte Wasser zu sich nahmen.

Forscher der Universität von Kalifornien fanden heraus, dass die Krankheit dort am häufigsten auftrat, wo der Anteil an Aluminium im Trinkwasser am höchsten war. Zudem fanden sie heraus, dass niedermolekulares Aluminium in Kulturen die Zellfunktion stört und das Absterben der Zellen beschleunigt, vor allem zusammen mit Beta-Amyloid Protein.

Dabei ist noch zu erwähnen, dass es Wechselwirkungen gibt zwischen Aluminium und seinem Gegenspieler Silizium. Silizium regeneriert Enzyme, die durch Aluminium geschädigt wurden, es verdrängt das Aluminium oder bindet es. Wird silikatarmes Wasser zur Lebensmittelherstellung verwendet, gelangt erheblich mehr Aluminium aus der Nahrung ins Blut.

Aber auch die Verwendung von aluminiumhaltigen Deosprays und aluminiumhaltigen Salzen als Zusatzstoffe in Backpulver, Schmelzsalzen, Flüssig-Ei, Wurstpelle und Kaugummi ist bekannt. Auch Brezeln können Aluminium-verseucht sein. Werden Tauch- und Backbleche aus Aluminium bei der Herstellung von Laugengebäck verwendet, reichern sich sowohl die Laugen als auch die Teiglinge stark mit dem Leichtmetall an. Süd- und norddeutsche Lebensmitteluntersuchungen ergaben in den Laugen Gehalte von 20 bis 400 mg Aluminium pro kg. Die durchschnittliche Aluminium Aufnahme liegt bei etwa 5 mg pro Tag.

Auch können z.B. Kompott, Tomaten- oder Sojasoße aus unbeschichtetem Aluminiumgeschirr erhebliche Aluminium-Mengen herauslösen. Ist dazu noch Fluor im Kochwasser, steigt der Gehalt von Aluminium um das 10- bis 100fache. Inwieweit Aluminium-Folie in dieser Hinsicht Aluminium in die Nahrung abgibt, wurde bislang noch nicht untersucht.

Wenn Aluminium ins Gehirn eindringt, kann es das Enzym Cholinacetyltransferase schwächen und so einen Acetylcholin-Mangel hervorrufen. Ein Mangel an Acetylcholin fördert das Wachstum von Belägen. Die Beläge und Bündel, die so entstehen, sind die Kennzeichen einer Alzheimererkrankung.

Louis Blank berichtet in seinem Buch: „Alzheimer gegen das Vergessen“, dass er jahrelang zur Linderung seiner Magenprobleme den Säurepuffer „Aludrox“, ein Aluminiumhydroxid, verschrieben bekommen hat. Er machte auch dieses Medikament mitverantwortlich für seine aufgetretene Alzheimer Demenz. Er verbannte dann alles Aluminium aus seinem Hause. So ist es verständlich, dass bei vielen Gehirnautopsien von Alzheimer Kranken hohe Aluminiumkonzentrationen im Gehirngewebe gefunden wurden.

Quecksilber und Alzheimer

Das am meisten vorkommende Schwermetall in den Gehirnzellen von Alzheimer-Patienten ist übrigens nicht Aluminium, sondern **Quecksilber.** Schon 1993 wurden verschiedene Forschungsresultate publiziert, die alle in die gleiche Richtung zeigten.

Bei einem Ärztekongress in Schweden wurden die Computertomogramme von 29 **Amalgampatienten** vorgestellt (Tibbling et al.). Bei allen Patienten wurden klare und eindeutige Gehirnveränderungen gefunden. Auch der Immunstatus dieser Menschen war ausnahmslos schlecht.

1998 wurde in Schweden dann das umstrittene Zahnflickmaterial gänzlich verboten. Anfang 1999 kam Post aus Brüssel: Schweden dürfe nicht ohne Erlaubnis der zuständigen EU-Kommission das Amalgam verbieten. Daraufhin wurde es wieder freigegeben.

Seit dem 1. Januar 2008 ist Amalgam in Norwegen verboten. Die Dänen zogen nach und in Schweden ist es auch schon fast verbannt.

Amalgam besteht zu 50 Prozent aus Quecksilber, das kontinuierlich freigesetzt und als Dampf inhaliert wird. Wer kaut, insbesondere Kaugummi, Heißes, Kaltes oder Saures zu sich nimmt, Zähne putzt oder mit den Zähnen knirscht, erhöht die Aufnahme deutlich.

Nach Studien von Prof. Stock entweicht Quecksilberdampf aus den Füllungen und kann sich in allen Körperorganen

Zusammensetzung der Amalgamfüllungen. Sie besteht zu mehr als 50 Prozent aus Quecksilber

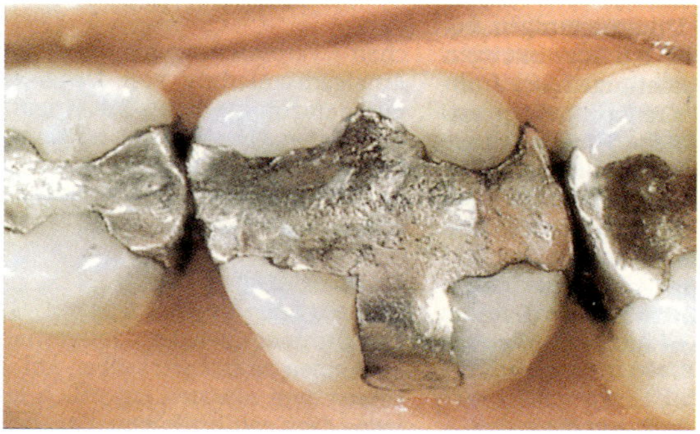

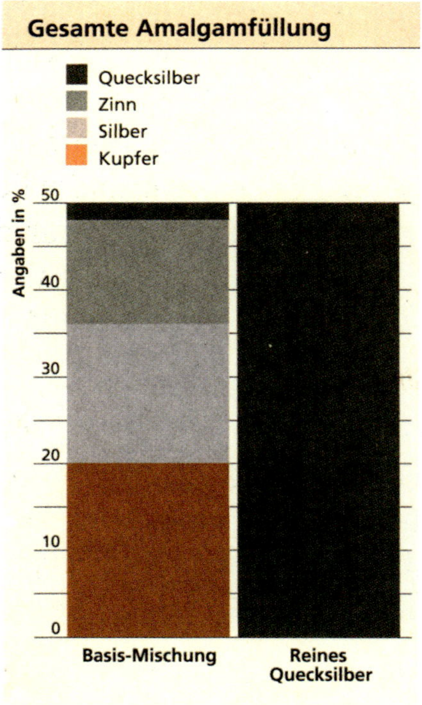

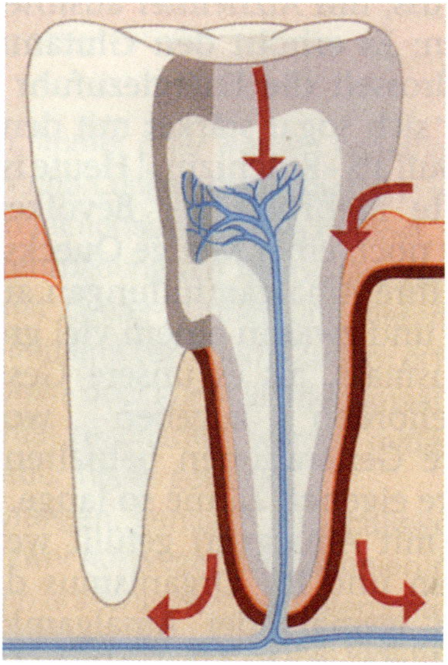

Quecksilber aus Amalgamfüllungen erreicht auch durch die feinen Blutgefäße der Zähne den ganzen Organismus, nicht zuletzt das Gehirn.

und Geweben anreichern, insbesondere im Gehirn. Quecksilber schafft es, die sogenannte Blut-Hirn-Schranke, die eigentlich das Gehirn vor schädlichen Stoffen schützen sollte, zu durchdringen.

Heute ist die Mehrheit der Bevölkerung immer noch einer Menge an Quecksilber durch ihre Amalgamfüllungen in den Zähnen ausgesetzt. Das Quecksilber erreicht auch durch die feinen Blutgefäße der Zähne den ganzen Organismus und auch das Gehirn. In den USA hat ein Alzheimer Patient, der, nachdem er seine Amalgamfüllungen entfernt und seinen Körper entgiftet hatte und vom Fortschreiten seiner Krankheit bewahrt wurde, ein Buch geschrieben „Beating Alzheimer" (Sieg über Alzheimer), das viel verkauft wurde.

Nach Dr. med. Joachim Mutter „ist Amalgam ein wichtiger möglicher Verursacher von Alzheimer. Studien an lebenden Alzheimer Patienten haben einen erhöhten Quecksilber-Gehalt im Blut gezeigt. Die Gehirn-Veränderungen, die sich bei Alzheimer zeigen, gehören nicht zu den normalen Alterserscheinungen."

Ernsthafte Nervenkrankheiten, wie die Alzheimer Krankheit oder die Amyotrophe Laterale Sklerose (ALS) können natürlich auch ganz oder teilweise von verschiedenen Umweltfaktoren verursacht werden, bei denen **Quecksilber eine zentrale Rolle einnimmt.**

Eine schweizerisch-belgische Forschungsgruppe hat den Einfluss von Quecksilber auf unsere Zellstrukturen eingehend untersucht und festgestellt, dass schon kleinste Mengen von Quecksilber Zellschäden verursachen, die praktisch mit denjenigen der Gehirnzellen von Alzheimer-Patienten identisch sind.

Alzheimer-Patienten (wie übrigens auch Menschen mit Multiple Sklerose) haben merkwürdigerweise **einen extrem niedrigen Gehalt an Vitamin B12** in der Rückenmarkflüssigkeit des zentralen Nervensystems. Dafür sind die Quecksilbermengen dort umso größer. Den Vitamin B12-Mangel findet man nicht ganz unerwartet auch bei der Mehrheit der Amalgamträger.

Es wurde ebenso festgestellt, dass Melatonin, das ein starkes körpereigenes Antioxidans ist, vor negativen Auswirkungen des Quecksilbers schützen kann.

Auch die sogenannten unbedenklichen Impfstoffe enthalten Quecksilber in Form von Thio**mer**sal oder **Mer**thiolat. Das „mer" stammt aus mercurius = Quecksilber. Es ist ein giftiges, krebserregendes Konservierungsmittel, das zu 40,6 Prozent aus Quecksilber besteht. Dieses ist auch in den Schweinegrippe-Impfstoffen enthalten. Quecksilber ist das giftigste nicht radioaktive Element der Welt. Dieses giftige Element ist das zentrale Atom im Thiomersal-Molekül.

Bekannt wurden auch die Krankheiten von Methylquecksilber, die im Japanischen Minimata auftraten, bei denen etwa 17 Tausend Menschen durch die Quecksilberverbindungen geschädigt wurden.

Eisenstoffwechsel und freie Radikale

Ein amerikanisches Forscherteam untersuchte die Eisen-, Transferrin- und Ferritingehalte in verschiedenen Hirnregionen von Alzheimer Patienten. Ergebnis: Der Eisengehalt im Pallidum (Teil des Zwischenhirns) der Alzheimer Patienten war etwa doppelt so hoch wie bei gesunden Menschen. Es wird **ein gestörter Eisenstoffwechsel als bedeutender Faktor bei der Entstehung neurodegenerativer Erkrankungen** vermutet.

Eine Schlüsselsubstanz bei der Regulation des Eisenstoffwechsels ist das Ferritin. Das Eisen-Speichermolekül tritt in zwei genetisch und funktionell unterschiedlichen Isoformen, einer schweren (H = heavy) und einer leichten (L = light) Form auf. **Die H-Form des Transferrins dient dem Schutz der Zellen, indem sie freies Eisen aus dem Cytoplasma entfernt.**

Bei Alzheimer- und Parkinson-Patienten versagt die H-Form. Eisen kann sich anreichern. Es wird nur ungenügend entgiftet und verursacht oxidative Schäden. **Das freie Eisen kann dadurch zu einem gefährlichen Gift werden, das Radikalkettenreaktionen begünstigt.** Eisen ist für alle Lebewesen ein essenzielles Spurenelement. Als Zentralatom im Hämoglobin und Myoglobin transportiert und speichert Eisen den Sauerstoff. Der Eisenstoffwechsel im Organismus wird durch verschiedene Regelkreise strikt kontrolliert, da Eisen einerseits bei vielen Reaktionen eine wichtige Rolle spielt, andererseits aber auch giftig wirken kann. Ein Zuviel an Eisen kann zu Gewebsschädigungen, zu Entzündungen und zum Versagen von Organen führen.

In pflanzlicher Nahrung liegt das Eisen meist in der **dreiwertigen Form** (Ferri-Eisen) vor, teilweise fest gebunden an bestimmte Kohlenhydrate. Vom menschlichen Verdauungstrakt wird aber nur Eisen in ionisierter **zweiwertiger Form** (Ferro-Eisen) resorbiert. Das dreiwertige Eisen muss erst durch die Magensalzsäure und das Ferment Pepsin aus seinem Verband herausgelöst und dann zur resorptionsbereiten Ferro-Form (Fe2+) reduziert werden. Die Ausnutzung beträgt höchstens 10 Prozent des insgesamt enthaltenen Eisens.

Eisen in Fleisch, Fisch und Geflügel liegt vorwiegend gebunden in den Proteinen Myo- und Hämoglobin vor. Diese **zweiwertige Form** des Natureisens wird mit etwa 20 Prozent leicht aufgenommen, da es in derselben Form (zweiwertig) vorliegt, wie im menschlichen Blut.

Beim Gesunden ist, wie bereits erwähnt, eine natürliche „Eisensperre“ vorhanden, die verhindert, dass immer mehr Eisen aufgenommen wird. Weil aber Eisen im Tierfleisch in exakt derselben Form vorliegt, wie im menschlichen Blut, **gelangt es zu einem großen Teil direkt ins Blut.**

Klinische Studien in Australien, die von Professor Robert Batey, dem führenden Hämochromatose-Experten durchgeführt wurden, haben ergeben, dass einer von 20 Menschen an einem nicht erkannten niedrigen Grad von **„Eisen-Überlastung“** leidet.

Die klinischen Studien haben auch ergeben, dass diese Eisenüberschuss-Störungen in diesem Land mit dem hohen Fleischkonsum in Beziehung stehen. **Es wird sogar ein Zusammenhang zwischen Diabetes und zu viel Eisen vermutet. Dies gilt auch für die Alzheimer Krankheit, bei der nicht nur Kupfer, sondern auch ein abnormaler Eisengehalt im Gehirn feststellbar ist.**

Daraus resultiert in der Regel eine Überproduktion an aggressiven Hydroxylradikalen. Die durch hohe Eisenmengen beschleunigten oxidativen Prozesse setzen vermehrt freie Radikale frei. **Durch viele freie Radikale besteht die Gefahr von Schäden an der Bauchspeicheldrüse, die dann durch Vernarbung inaktiv werden und damit einen schweren Diabetes mellitus auslösen kann.** Es kann auch zu zellularen Verletzungen der Leber kommen, zu Leberzirrhose und eventuell zu Leberkrebs, unter anderem durch Polyamine, die die Zellteilung ankurbeln können.

Im Darm können freie Radikale die schützende Innenhaut zerstören. Dies macht den Weg frei für dauerhafte Entzündungen, wie Morbus Crohn oder hartnäckige Pilzinfektionen. Zudem können auch Herz-Kreislauferkrankungen auf das Konto der freien Radikale gehen.

Auf der einen Seite sollten Speisen wie Fleisch und Fisch reduziert werden, die die freie Radikalbildung begünstigen, auf der anderen Seite sollten pflanzliche Speisen bevorzugt werden, **die Antioxidantien enthalten, um bereits gebildete freie Radikale zu neutralisieren.**

Nicht nur Eisen, sondern auch Kupfer kann bei ständigem Überschuss vermehrt freie Radikale aktivieren. Ja, **alle ionischen Metalle können zu einer immensen Steigerung der Produktion von freien Radikalen beitragen.**

Eine meist bestehende Übersäuerung im Körper kann die Metalle im Schwebezustand halten und damit die Überproduktion der freien Radikale fördern.

Doch es kann noch einen weiteren Bezug zu Diabetes geben. Bei Diabetes haben wir einen Typ 1 - absoluter Insulinmangel schon in der Jugendzeit, ausgelöst durch Veränderungen in der Bauchspeicheldrüse. Dann den Typ 2 als nachlassende oder versagende Insulinproduktion. Hierzu ist zu bemerken, **dass Insulin nicht nur den Blutzuckerspiegel, sondern auch im Gehirn die Signalisierung zwischen den Nervenzellen regelt und damit für die Bildung von Erinnerungen von wichtiger Bedeutung ist.** Wird diese Signalisierung verhindert, gehen auch Hirnfunktionen verloren. So könnte Alzheimer auch eine dritte Art von Diabetes sein, nach den Forschungen des Neurobiologen Prof. Klein, Northwestern University in Evanston, USA.

Homocystein, ein heimlicher Mitauslöser

Homocystein gehört an sich zu den körpereigenen Stoffen. **Homocystein entsteht als Zwischenprodukt beim Abbau der essentiellen schwefelhaltigen Aminosäure Methionin.** Methionin muss vom Menschen täglich mit einer Menge von etwa 2 Gramm aufgenommen werden, damit die Reaktionen im Eiweißabbau des Methionins und damit auch die sogenannte Methylierung, gut ablaufen können. Die Methylierung ist, wie die Oxidation ein biochemischer Prozess und liefert mit Antioxidantien einen wichtigen Beitrag zur Gesundheit. Die Methylierung ist die Übertragung einer Methylgruppe (CH3) und geschieht, um wichtige Lebensreaktionen auszulösen; dabei entsteht das Zwischenprodukt Homocystein.

Homocystein, das wie ein freies Radikal reagiert, kann bei einem gesunden Menschen, **der mit B-Vitaminen, insbesondere mit Vitamin B6, Vitamin B12 und Folsäure ausreichend versorgt ist, schnell umgewandelt werden.** Entweder durch Rücksynthese zu Methionin oder zum weiteren **Abbau zu Cystein**. Cystein, auch als schwefelhaltige Aminosäure, ist ein starkes Antioxidans. In der Leber gehört es zum Entgiftungssystem.

Zur Weiterverarbeitung von Homocystein sind drei wesentliche Enzyme nötig. Damit diese Enzyme optimal arbeiten können, werden als zusätzliche Substanzen (Co-Faktoren) vor allem die schon erwähnten Vitamine

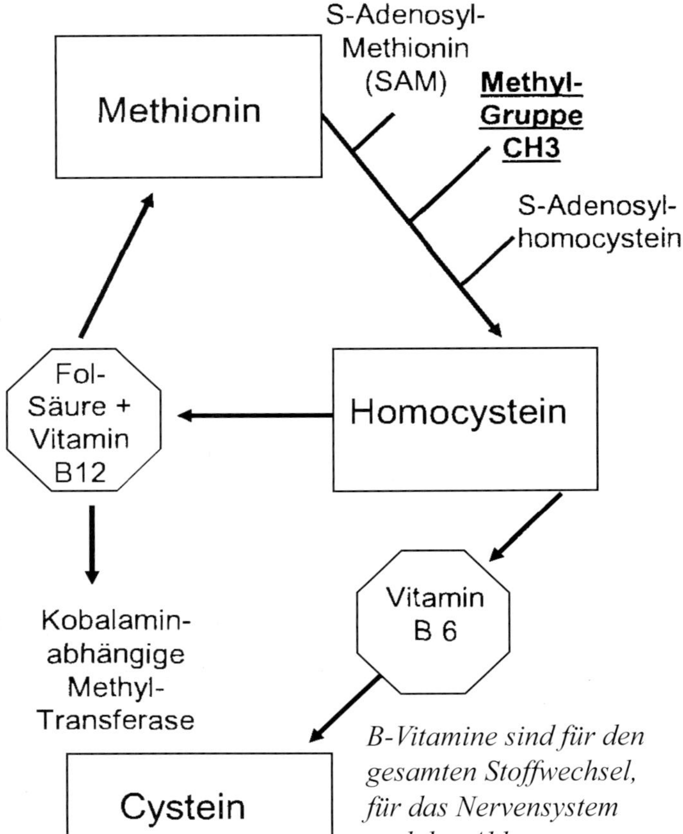

B-Vitamine sind für den gesamten Stoffwechsel, für das Nervensystem und den Abbau von Homocystein wichtig.

Sicher ist durch einen erhöhten Verzehr isolierter Kohlenhydrate (weißer Zucker, weißes Mehl usw.), die sich im Stoffwechsel als Vitaminräuber erweisen, ein gravierender Mangel an den B-Vitaminen und insbesondere an Folsäure und damit eine Homocysteingefahr vorhanden.

B6, B12 und Folsäure, in geringem Maße auch Vitamin B2 und Vitamin C benötigt.

Die Aminosäure Methionin wird im körpereigenen Eiweißstoffwechsel verbraucht. Sie ist wichtig als Methylgruppenlieferant (CH3) für weitere Umwandlungsabläufe des Körpers, insbesondere für die Biosynthese von Cholin, Kreatin, Adrenalin, Carnitin, Nukleinsäure, Histidin, Taurin und für das Antioxidans Glutathion.

In einer Studie wurde bei erhöhtem Homocystein eine Erhöhung des relativen Risikos für arteriosklerotische Erkrankungen um mehr als das Dreifache gefunden. **Damit wäre erhöhtes Homocystein bedeutsamer, als etwa erhöhtes Cholesterin.**

Wenn der Homocystein-Spiegel im Blut ansteigt, setzt ein gefährlicher Vorgang ein. **Homocystein wirkt als Zellgift.** Es greift die Wände der Blutgefäße an, entzündet sie und macht sie rau.

Durch eine ungünstige Oxidation von LDL-Cholesterin wird das Gefäßendothel (Innenhaut) der Arterien geschädigt, was zur verstärkten Ablagerung in den Arterien führt und die Wiederauflösung einmal gebildeter Thromben durch Fibrin verhindert.

Homocystein kann nicht nur cardiovaskuläre, sondern auch, nach neuesten Erkenntnissen, neurodegenerative Veränderungen verursachen. Fachleute vermuten auch Mikroinfarkte durch Vitaminmangel.

Es stellt sich daher die Frage, ob bei älteren Menschen häufig auftretende Vitamindefizite die Ursache sind, auch für erhöhte Homocysteinspiegel und Demenzerkrankungen.

„Ein erhöhter Homocystein-Spiegel im Blut soll auch die Alzheimer Krankheit und andere Hirnleistungsstörungen begünstigen," erläuterte Prof. Dr. Klaus Pietrzik vom Institut für Ernährungswissenschaften der Universität Bonn bei einem Vortrag in Düsseldorf. Den Grund dafür vermuten Fachleute in Mikroinfarkten im Gehirn durch Vitaminmangel - eine These, die jedoch bisher noch nicht direkt durch Studien belegt worden konnte. Allerdings weiß man heute, dass gesünder ernährte Menschen im Durchschnitt später an Demenz erkranken, was auf eine bessere Vitaminversorgung zurückgeführt wird.

„Etwa 20 bis 30 Prozent der Bewohner von Altenheimen leiden," laut Prof. Pietrzik, „unter einem Vitamin B12 Mangel, der wiederum zu hohe Homocysteinwerte nach sich ziehen kann."

Bei Alzheimer wird auch oxidativer Stress als Ursache diskutiert. Homocystein ist an einer erhöhten Radikalbildung beteiligt. „Eine jüngste Studie," so Dr. med. Volker Riedel, „lässt keinen Zweifel aufkommen: Hohe Homocysteinspiegel vervierfachen das Risiko für Alzheimer! Die Senkung von Homocystein ist mit Hilfe einiger Vitamine und überwiegend vegetarischer Ernährung ohne Probleme möglich."

Cholesterin und Alzheimer

Cholesterin gehört zur Gruppe der Lipide. Das ist der Sammelbegriff für alle Fette und fettähnlichen Stoffe im Körper. Bei Cholesterin handelt es sich um einen wichtigen Baustein für Zellen. Lässt man den Wassergehalt unberücksichtigt, so besteht das Gehirn etwa zu einem Fünftel aus reinem Cholesterin. In Wirklichkeit **könnten wir ohne den„Vitalstoff“ Cholesterin gar nicht leben.** Er unterstützt das Immunsystem, verleiht den roten Blutkörperchen die nötige Elastizität und ist wichtig für das Gehirnwachstum.

Sehr notwendig für unsere Arterien ist, dass sie von Cholesterin sozusagen eingeölt werden. Denn der Blutstrom ist unglaublich stark und fließt mit der Gewalt eines Gebirgsbaches. Während die Ufer des Gebirgsbaches erodiert werden, bleiben die Arterienwände von den starken Blutströmen so unangetastet. In unserem Körper vollzieht sich ein ständiger Cholesterinaustausch, der immer auf einem bestimmten Stand gehalten wird, solange der Körper sich vollkommener Gesundheit erfreut.

Da Fette wasserunlöslich sind, müssen Fettsäuren, wenn sie im Blut transportiert werden sollen, wasserlöslich gemacht werden. Sie koppeln sich deshalb kurzerhand an Eiweißkörper (Proteine) an und werden von diesen transportiert. Man spricht dann von Lipoproteinen.

Auf diese Art entstehen die wertvollen HDL-Lipoproteine. Dann spricht man von einem High-densitiy-

Lipoprotein mit hoher Dichte von Lipoproteinen und geringem Cholesterinanteil (ca. 20%). **HDL sind sozusagen Jungbrunnen für unsere Gefäße.** Sie sind sogar in der Lage, Lipid- und Cholesterinablagerungen in den Gefäßen aufzulösen und abzutransportieren.

Anders ist es dagegen bei den LDL (Low-density-Lipoprotein) mit niedriger Dichte der Lipoproteine und hohem Cholesterinanteil (ca. 42%), also wenig Eiweiß und viel Fett. **Erhöht sich die LDL-Menge über die Norm, kann Cholesterin auch abgelagert werden.**

In jedem LDL-Partikel sind etwa 3000 Fettsäuren enthalten, die Hälfte davon ungesättigt. Sie gehören zwar zu den „gesunden" Fettsäuren, **sind aber empfindlich gegenüber freien Radikalen**, die besonders aggressiv sind und großen Schaden anrichten. **Sie können das Cholesterin durch Oxidation ranzig werden lassen.**

So wie Butter durch Sauerstoff zersetzt und damit ranzig wird, so kann es auch mit den Fetten in unserem Körper gehen. **Wenn das Vitamin- bzw. Antioxidantienangebot im Körper nicht ausreicht, um freie Radikale in Schach zu halten, besteht die Gefahr, dass Cholesterin ranzig und damit klebrig wird** und da es in dieser Form nicht mehr von der Zelle für die Energiegewinnung aufgenommen werden kann, **sich an den Innenwänden der Blutgefäße als Plaques absetzt und zu Morbus Alzheimer führen kann.**

Nach verschiedenen Meldungen sollen drei Viertel aller Deutschen einen erhöhten Cholesterinspiegel haben. Bei der Erhöhung des Cholesterinspiegels spielt vor allem der weiße Zucker eine Hauptrolle. Er kann im Körper fast augenblicklich verwertet werden und liefert somit Wärme und Energie für den Stoffwechsel. **Wenn aber kein Bedarf vorhanden ist, wenn man reichlich Süßes zu sich nimmt und keine Energie zusätzlich benötigt, dann wird der Zucker in Fettsäure verwandelt und später in reines Körperfett. Fettsäuren im Blut geben jedoch einen starken Anreiz zur Bildung von Plasmacholesterin.**
Eine Beschränkung des Zuckerkonsums führt ganz automatisch auch **zu einem Absinken des Cholesterinspiegels im Blut. Es sind dazu keine Medikamente notwendig, sondern eine Regulierung im Stoffwechsel.** Aber auch ein Zuviel an Eiweiß kann schlussendlich zu einer Zunahme von Fett führen.

Es kommt nicht in erster Linie darauf an, das Cholesterin zu senken, **sondern durch vermehrte Vitamin- und Mineralzugaben in der Nahrung den Oxidationsschutz vor freien Radikalen zu erhöhen.** Dadurch kann auch weniger Cholesterin ranzig werden, und das Homocystein reduziert werden, **das die Oxidation (Ranzigwerden) von LDL-Cholesterin begünstigt.** Nach jüngsten Veröffentlichungen leiden bis zu 40 Prozent der über 65 Jährigen unter einem hohen Homocysteinspiegel, ohne es zu wissen.

Impulsfortleitung der Nervenzelle

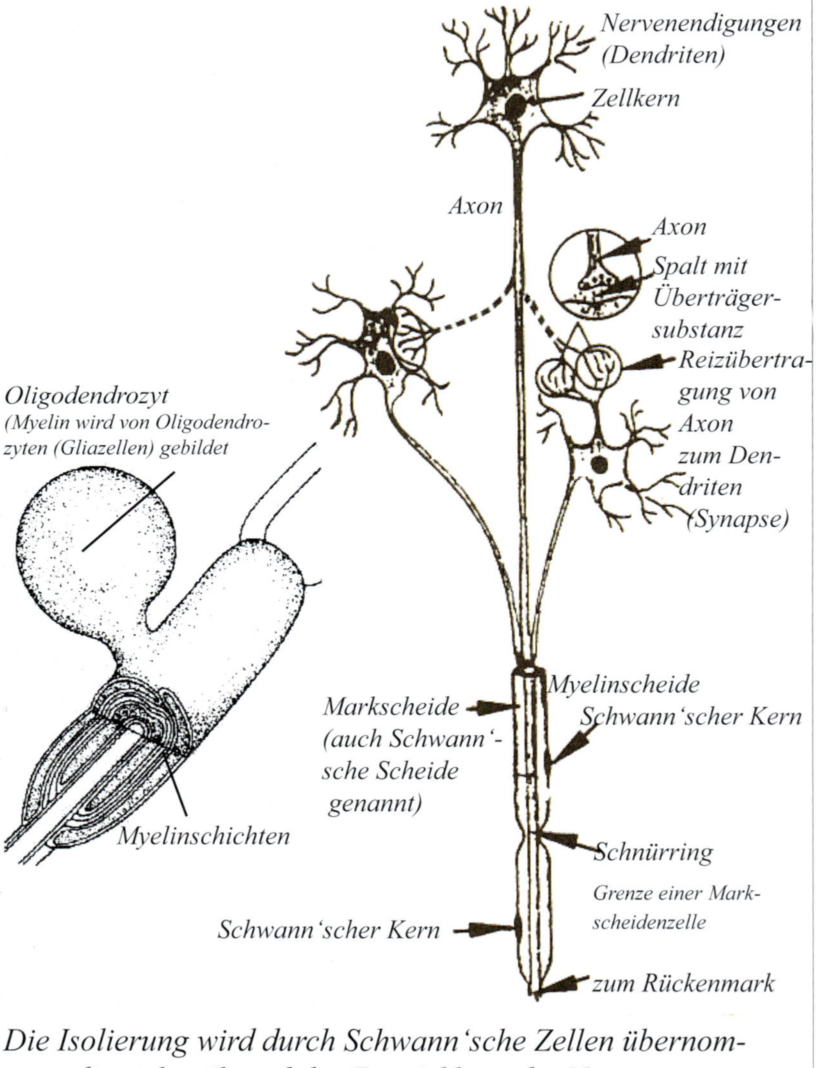

Die Isolierung wird durch Schwann'sche Zellen übernommen, die sich während der Entwicklung des Nervensystems vielfach um die Axone wickeln und damit die isolierende, vielschichtige Myelinhülle bilden.

Neben dem Cholesterin, das aus der Nahrung und aus der Leber stammt, produziert unser Gehirn auch sein eigenes Cholesterin. Das Gehirn ist das cholesterinreichste Organ. **Im Gehirn ist Cholesterin in den Nervenhüllen der weißen Substanz, die auch als Myelin bezeichnet werden, besonders stark angereichert.** Myelin umhüllt als dicht gepackter Membranstapel Nervenfasern und bedingt so ihre elektrische Isolation. Die Nervenzellen haben einen hohen Cholesterin-Bedarf, um neue Nervenzellkontakte zu bilden. Solche Kontakte werden immer dann gebildet, wenn wir lernen oder geistig aktiv sind.

Wissenschaftler des nationalen Genomforschungsnetzes in Bonn sind zu der Erkenntnis gekommen, **dass mit einem erhöhten Cholsterinspiegel auch das Risiko einer Alzheimer Erkrankung steigt**. Ein erhöhter Cholesterinspiegel im Gehirn kann dazu führen, dass das Protein Amyloid Beta vermehrt gebildet wird. Wenn dann dieses Eiweiß durch Enzym-Scheren in zwei Teile gespaltet wird, entstehen verschiedene Amyloid-Formen, Amyloid beta 40 und Amyloid beta 42, die dann nervenschädigende amyloide Plaques bilden können.

Liegt viel Cholesterin in den Zellen vor, so entsteht vermehrt Amyloid beta, dann könnte das Risko einer Alzheimer Krankheit ansteigen.

Neueste Untersuchungen deuten darauf hin, dass nicht in erster Linie das Cholesterin, sondern das Cholesterinester der Förderer dieser Krankheit ist. Das im menschlichen Blut in Lipoproteinen transportierte Cholesterin liegt zu 70 Prozent als Cholesterinester vor. Cholesterinester sind chemische Verbindungen zwischen Cholesterin und verschiedenen Fettsäuren.

Man hat versucht, medikamentös **den Cholesterinspiegel mit Statinen zu drosseln.** Dabei wird auch die Herstellung von lebenswichtigen Substanzen im Körper wie z.B. das so wichtige Coenzym Q 10, das in der Zellatmung eine entscheidende Rolle spielt, gedrosselt. Professor Karl Folkers warnte schon vor Jahren vor möglichen **schwerwiegenden Nebenwirkungen der Cholesterinsenker** bei Patienten. Er hatte beobachtet, dass durch sie ein deutlicher Abfall des Coenzym Q10-Spiegels erfolgte und es dadurch zu lebensbedrohlicher Herzinsuffizienz kommen kann.

Der Kardiologe, Prof. Dr. med. Harald Klepzig, stellte fest: „Wir wären glücklich, wenn eine einzige medizinische, kontrollierte Untersuchung vorgelegt werden könnte, die zeigen würde, dass Menschenleben durch Cholesterin-Senker gerettet werden. Es fällt dagegen nicht schwer, zehn Studien herauszusuchen, die zeigen, dass eine Senkung des Fettes eher sogar mit einer höheren Sterblichkeit einhergeht. Eine dringende Frage wäre auch, ob es überhaupt sinnvoll ist, den Vital- und Reparaturstoff Cholesterin mit synthetischen Lipidsenkern zu drosseln, oder ob es nicht Mittel und Wege gibt, das Stoffwechselgleichgewicht im Körper sinnvoll wieder herzustellen, zudem stark erhöhte Cholesterinwerte Zeichen eines gestörten Stoffwechsels sind.

Erhöhte Cholesterinwerte im Blut weisen, nach Dr. Batmanghelidj, auch auf Dehydrierung (Wassermangel) hin. Cholesterin regelt die Durchlässigkeit der Zellmembranen für Wasser. Wer Wasser vor dem Essen trinkt, kann die Schlacht gegen die Cholesterinproduktion gewinnen; die Cholesterinproduktion geht dann zurück.

Auch Bewegung, die zu einer Aktivierung der Fettverbrennung führt, kann den Cholesterinspiegel senken. Sind in Blutgefäßwänden durch Vitaminmangel feine Risse aufgetreten, so empfängt die Leber das Signal, Cholesterin-Reparaturmoleküle zu produzieren. Hält der Vitaminmangel an, erhöht sich der Cholesterinspiegel. Werden aber reichlich Vitamine zur Bildung neuer Kollagenmoleküle gegeben, geht der Cholesterinspiegel wieder zurück.

Unser täglicher Fettbedarf sollte mindestens einen Teil ungesättigter Fettsäuren enthalten. Beide Arten Fettsäuren, gesättigte und ungesättigte, sind für den Körper notwendige Baustoffe. Gefährlich dagegen können überhitzte Fette werden, denn durch die Überhitzung wird die Zusammensetzung der Fette verändert. Die Leber kann dann kein einwandfreies Cholesterin mehr herstellen, es entsteht ein verändertes, unnatürliches Cholesterin. Gesättigte oder ungesättigte Fette sind für den Körper

So werden Lipide (Fette) im Blut transportiert:

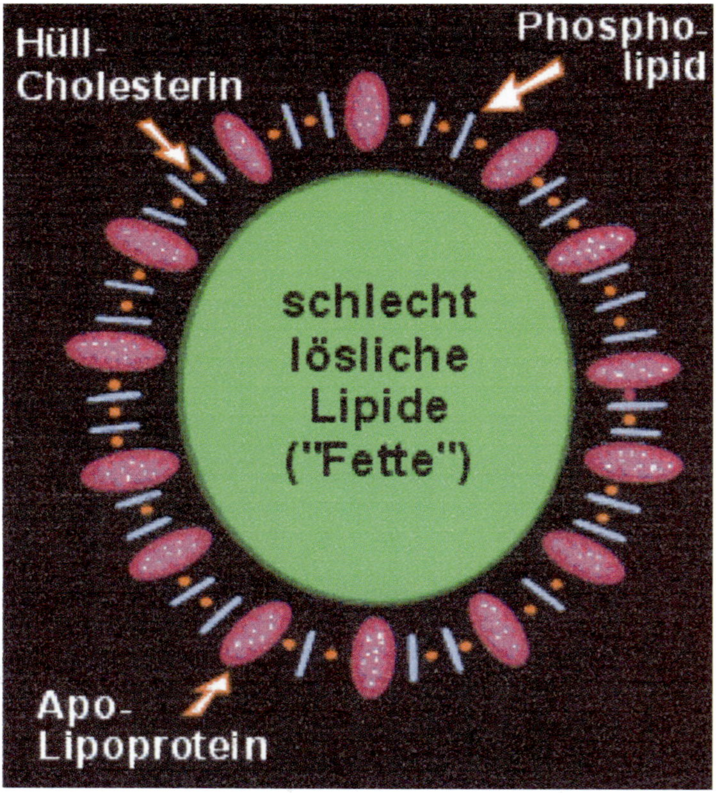

Im Inneren des Lipoproteins befinden sich die unlöslichen Lipide (Triglyceride und Cholesterinester), umhüllt von einer Schicht von Apolipoproteinen, Phospholipiden und nicht verestertem Cholesterin. Auf diese Weise können die im Wasser schlecht löslichen Lipide im Blut transportiert werden.
Cholesterin wird im Körper nur vermehrt produziert, wenn Antioxidantien wie Selen, Vitamin E, Vitamin C, Beta-Carotin und Coenzym Q 10 fehlen.

am schädlichsten, wenn sie als Back- und Kochfett verwendet werden,

Je übergewichtiger ein Mensch ist, desto mehr Cholesterin produziert sein Körper. Der Cholesterinspiegel erhöht sich bereits um 2 Punkte, wenn nur 2,2 Pfund an Gewicht zugenommem wird. Auch die Framingham Studie stellte einen signifikanten Zusammenhang zwischen dem Serumcholesterin und dem Körpergewicht fest.

Allein der Verzehr von Haferkleie täglich, kann den Cholesterinspiegel um mehr als 10 Prozent reduzieren. Auch Gerste- und Reiskleie sollen eine ähnliche Wirkung haben.

Gute Cholesterin-Hemmer sind Äpfel und Karotten. Schon 2 Karotten täglich können, nach Dr. Peter D. Hoagland (USA), den Cholesterinspiegel um 20 Prozent reduzieren. Auch Knoblauch oder eine Senfkörner-Kur können zur Regulierung des Cholesterinspiegels beitragen.

Pflanzliche Faserstoffe senken die Blutfettwerte. Auch hier wirken die ungesättigten Fettsäuren der Pflanzenfette positiv. Eine Eiweißeinschränkung und drastische Reduktion der tierischen Nahrung senkt den Cholesterinspiegel. Auch die Samen und Keime enthalten Phytosterole, die nachweislich den Cholesterinspiegel senken und die Herzgesundheit verbessern.

Glutamat und Aspartam schädigen das Gehirn

Der Neurotransmitter Glutamat ist einer der wichtigsten Botenstoffe im Gehirn, der etwa Zweidrittel der Nervenzellen steuert und insbesondere im Hypothalamus wirkt. Er spielt auch eine zentrale Rolle bei der Schmerzübertragung, Gewichtsregulierung, Appetitsteuerung und Fortpflanzung. Er ist auch mitverantwortlich für Gefühle, Körperreaktionen, Wahrnehmungen und hat **eine wichtige Funktion für das Langzeitgedächtnis**; ebenso aber auch für nicht bewusste Entscheidungen wie Herzschlag, Verdauung, Atmung und Motorik.

Damit der Hypothalamus richtig funktionieren kann, benötigt er das Glutamat als Nerventransmitter, welcher die Informationen zwischen den Nerven (Nervensynapsen) weitergibt. **Etwa 70 Prozent der erregenden Neurotransmitterprozesse finden unter Beteiligung von Glutamat statt.**

Nicht nur unser Körper enthält Glutamat, auch in vielen Lebensmitteln ist es enthalten. An sich wird Glutamat in ausreichender Menge durch die Nahrung aufgenommen. Industriell gewonnenes Glutamat wird heute **hauptsächlich als Geschmacksverstärker vielen Speisen, auch in asiatischem Essen, zugegeben.** Den verkaufsfertigen Lebensmitteln werden etwa 0,1 bis 0,8 Prozent Glutamat beigefügt. Das kann bei einer Fertigsuppe schnell 1500 Milligramm pro Portion ausmachen. Wer eine Tütensuppe als Vorspeise und eine Portion Fertignudeln als

Hauptgang zu sich nimmt, hat schnell 4000 Milligramm Glutamat verzehrt. Geschmacksverstärker sind keine Gewürze, sondern Substanzen, die unabhängig vom Aroma eines Nahrungsmittels ein künstliches Hungergefühl im Gehirn stimulieren, um **den Absatz theoretisch geschmacklich weniger genießbarer Produkte zu ermöglichen.** Vom Einsatz solcher Geschmacksverstärkern hängen Milliardenbeträge ab.

Wenn der Körper zu viel Glutamat aufnimmt, werden die Nervensynapsen mit Glutamat überschwemmt. Der Hypothalamus wird mit Informationen bombardiert und kann nicht mehr die richtigen Entscheidungen treffen. **Ein Zuviel oder ein Zuwenig an Glutamat ist schädlich.**

Wird ein Neuron mit ununterbrochenen Dauersignalen bombardiert, so kann es mit der Zeit zerstört werden, da die Reparaturautomatik die Schäden nicht mehr schnell genug beseitigen kann, oder diesem gemeinsam mit der gesamten Zelle die Energie ausgeht. **Sehr oft sind auch gewisse Nervenzellen durch freie Radikale schon vorgeschädigt.**

Eine starke Konzentration von Glutamat hat eine aktivitätssteigernde Wirkung auf die geschwächten Nervenzellen. **Die aufgeputschten Nervenzellen können so eines Erregungstodes sterben.**

Dazu kommt noch, dass der „Geschmacksverstärker“ Glutamat sozusagen ein körperfremder, unechter Neurotransmitter, ja sogar ein Rauschgift ist. Es ist eine

suchterregende Aminosäureverbindung, die über die Schleimhäute ins Blut und von dort direkt ins Gehirn geht. Durch die recht kleinen Moleküle kann Glutamat problemlos die Blut-Hirn-Schranke überwinden.

Glutamat wird darum als Mitverursacher für Krankheiten wie: Parkinson, Alzheimer, Multiple Sklerose, Krampfanfälle, Amyotrophe Lateral-Sklerose (ALS), Schlaganfall, Epilepsie, Kopftrauma usw. verantwortlich gemacht.

Glutamat kann die Funktion unseres Stammhirns stören und auch zerstören. Für die Verwendung in Lebensmitteln sind sechs Glutaminverbindungen mit den **E-Nummern E 620 bis E 625 als Zusatzstoffe zugelassen.** Der weltweite Absatz von Glutamat lag im Jahr 2003 bei 1,5 Millionen Tonnen. Es handelt sich tatsächlich um **einen legal zugelassenen Gehirnzerstörer, der in Schweden seit langem verboten ist.**

Der Geschmacksverstärker Glutamat kann einem Bericht des Südwestrundfunks (SWR) zufolge das menschliche Gehirn gefährden. Der Alzheimer-Forscher und baden-württembergische Staatsrat für Lebensmittelsicherheit, Prof. Konrad Beyreuther vom Heidelberger Zentrum für Molekulare Biologie, warnte: „**Zu viel Glutamat bringt uns um den Verstand.**“ Der Geschmacksverstärker könne Gehirnzellen töten, in höherer Dosis wirke der „weltweit wichtigste Zusatz der Nahrungsindustrie“ möglicherweise als „Nervenzellgift“. Er könne Spätfolgen wie Alzheimer und Parkinson haben.

Nicht nur das Glutamat kann für unser Gehirn verhängnisvoll sein, sondern auch der bekannte Süßstoff Aspartam. Aspartam ist ein DNS-manipulierter, **genveränderter Süßstoff**, der heute in über 9000 Produkten in über 90 Ländern an Stelle von Zucker verwendet wird. Er ist 200-mal stärker als Zucker. Man findet ihn in Light-Produkten, in Medikamenten, Pharmazeutikas, Diätspeisen, Backwaren, Kaugummis, Süßspeisen, Puddings, Bonbons, Malz- und Frühstückmüslis, Tees, Fruchtsäften, Backmixturen, Multivitaminprodukten, Abführmitteln, Marmeladen, Joghurts usw. Schätzungen gehen davon aus, **dass 350 Millionen Menschen regelmäßig Lebensmittel mit dem Süßstoff Aspartam zu sich nehmen.**

Aspartam ist ein sogenannter Dipeptidester der beiden Aminosäuren L-Asparaginsäure und L-Phenylalanin. Beide Aminosäuren werden mittels Mikroorganismen hergestellt. Die Firma Monsanto soll ein Verfahren entwickelt haben, um Phenylalanin **durch genmanipulierte Bakterien preisgünstiger produzieren zu lassen.** Auch die Hoechst AG besitzt angeblich Patente dafür.

Das Problem mit Aspartam ist, dass es im menschlichen Körper in seine Grundsubstanzen zerfällt. Aspartam besteht aus drei Bestandteilen:

Asparaginsäure (40%). Sie besteht aus Monosodium Glutamate. Aspartate und Glutamate wirken im Gehirn als Neurotransmitter. Glutamat wurde bereits schon besprochen. Eine Zufuhr solcher Stoffe veranlasst die Neuronen zu vermehrter Kalkaufnahme, **was bei den Nervenzellen (Neuronen) zu einer Selbstvernichtung führen kann.** Zerstörte Gehirnzellen regenerieren nicht wieder. Die betroffene Hirnzelle wird aufgeputscht und kann verkalken. Mehr als 75 Prozent der Hirnzellen werden geschädigt, bevor klinische Symptome auftreten.

Phenylalanin (50%). Dies ist eine essentielle Aminosäure, die ebenfalls Funktionen im Gehirn zu verrichten hat. Bei normalen Menschen kann ein Zuviel dieses Stoffes unter Umständen zu Schizophrenie führen.

Methanol (10%). Methanol wird in Aspartam freigesetzt, wenn es mit dem Enzym Chymotripsin zusammentrifft. Methanol ist Methylalkohol und wird im Körper zu Ameisensäure und Formaldehyd zerlegt. **Formaldehyd ist ein Neurotoxin (Nervengift), das sich im Körper anreichert, weil es nicht ausgeschieden wird.** Es ist ein Gift mit Spätfolgeeffekt. Symptome sind Sehstörungen bis zur Blindheit. Ameisensäure ist für den Menschen giftig, wenn sie sich im Blutkreislauf befindet.
Aspartam zerfällt in 16 grundsätzliche, noch kaum untersuchte Bestandteile, deren Langzeitwirkungen noch nicht erforscht sind. Man spricht von einer Inkubationszeit von 12 Jahren.

Wird Aspartam über 28,5 Grad erwärmt, wandelt sich Methanol (Holzalkohol) in Formaldehyd und Ameisen-

säure um. Formaldehyd wird zum Einbalsamieren von Leichen verwendet.
Aspartam steht wohl auch hinter der mysteriösen Krankheit nach dem ersten Irakkrieg „Desert Storm". Tausende von Paletten mit Light-Getränken wurden dorthin verschifft. (Hitze macht Aspartam noch gefährlicher). Diese Paletten lagerten über Wochen unter der heißen arabischen Sonne und mehrmals am Tag tranken die Soldaten von den Getränken. Dr. H. J. Roberts, einer der höchst dekorierten Ärzte Amerikas und ein absoluter Gegner von Aspartam, formulierte es so: **„Durch Aspartam werden die Neuronen des Gehirns (Gehirnzellen) systematisch zerstört. Der Mensch bekommt die Alzheimer-Krankheit - und verblödet."**
Die Hersteller argumentieren, dass Aspartam einen wesentlichen Beitrag leiste, um die Kalorienzufuhr zu verringern. „Das ist falsch. **Die künstlichen Süßstoffe bewirken nämlich, dass spätestens 90 Minuten nach der Einnahme ein wahnsinniger Heißhunger entsteht**", so Mediziner Klaus Rhomberg im Pressetext-Interview. „Der Organismus nimmt den Süßstoff nämlich als Zucker wahr und stellt sich darauf ein: Dadurch fällt der Glukosespiegel im Körper", erklärt der medizinische Biologe. Die Folge sei dann eine wahre Fressattacke. Auch in der Schweinemast funktioniere das.
Rhomberg weist außerdem darauf hin, dass Aspartam, wie auch zahlreiche andere Nahrungsmittel-Zusatzstoffe von gentechnisch manipulierten Mikroorganismen her-

gestellt wird. „Dies wissen die wenigsten Menschen" meint der Mediziner abschließend.

Der Botschafter von Uganda bemerkte, dass in seinem Land die Zuckerindustrie nun auch Aspartam herstelle und einer der Söhne des Fabrikbesitzers nicht mehr laufen könne. Eine Krankenschwester stellte fest, dass bei sechs ihrer Kolleginnen - alle regelmäßige Konsumenten von Cola light - plötzlich die Diagnose Multiple Sklerose gestellt wurde. Das könne kein Zufall sein.

Es ist sehr wichtig, immer genau die Inhaltsangaben auf den Verpackungen zu lesen und alles unbedingt zu meiden, in dem Aspartam und Acesulfam-K enthalten ist. Aspartam ist auch unter den Bezeichnungen: NutraSweet Canderel, Spoonful, Equal, DiabetiSweet und NatraSweet im Handel! Es ist ein Produkt des Pharma-Multis Monsanto/Searle. Ebenso zu meiden ist Acesulfam-K, Sunett - von Pharma-Multi Hoechst.

Nach der Zulassung von Aspartam auf dem amerikanischen Markt stieg die Erkrankungsrate an Hirntumoren um 600 Prozent an. Auch die Hirnkrebsrate stieg bedenklich. Aspartam verursacht ein Hirn, das wie ein durchlöcherter Käse aussieht, das gleiche Symptom wie bei BSE, dem ganz normalen Rinderwahnsinn.
Die Tatsache, dass man trotz des Wissens Aspartam in tausende Produkte mischt, zeigt, wie wichtig es ist, dass Jeder selbst entscheiden kann und muss, was er seinem Körper zumuten will.

Übergewicht und Demenz

Wer zu viele Pfunde mit sich herumschleppt, schadet bekanntlich seiner Gesundheit. Herz- und Kreislauferkrankungen, Fettstoffwechselstörungen oder Diabetes können die Folge sein. Doch damit nicht genug. Wie aktuelle Studien zeigen, leidet auch das Gehirn unter den Fettpolstern. **Menschen mit starkem Übergewicht haben ein deutlich erhöhtes Risiko, an Demenz zu erkranken,** berichtet die Ärzte Zeitung.

Bei der Auswertung der Daten von 37 000 Menschen im Alter von 40 bis 80 Jahren zeigte sich ganz klar, dass bei den Adipösen die Demenzhäufigkeit um 42 Prozent höher lag, als bei Normalgewichtigen. Für Alzheimer Demenz **war die Rate sogar um 80 Prozent erhöht.**

Als Betroffener sucht man seine Hilfe in verschiedenen Diätprogrammen. Doch eigentlich gibt es nur drei verschiedene Diäten: „Weniger essen, anders essen und richtiger essen." Weniger essen bedeutet Kalorien reduziert essen, anders essen, insbesondere in der Zusammensetzung der Nahrung. Richtig essen bedeutet, richtig in der Menge, in der Zusammensetzung und in der Qualität.

Niemand stirbt an Übergewicht, doch es sterben Menschen an dessen Folgen. Übergewicht entsteht, wenn **dem Körper mehr Energie zugeführt wird, als er verbraucht.** Darum ist regelmäßige körperliche Betätigung wichtig. Auf Seite 37 wurde bereits darauf hingewiesen:

Übergewicht von mehr als 20 Prozent gegenüber dem Normalgewicht erfordert aus ärztlicher Sicht in jedem Falle eine Gewichtsreduktion, um gesundheitlichen Schäden vorzubeugen.

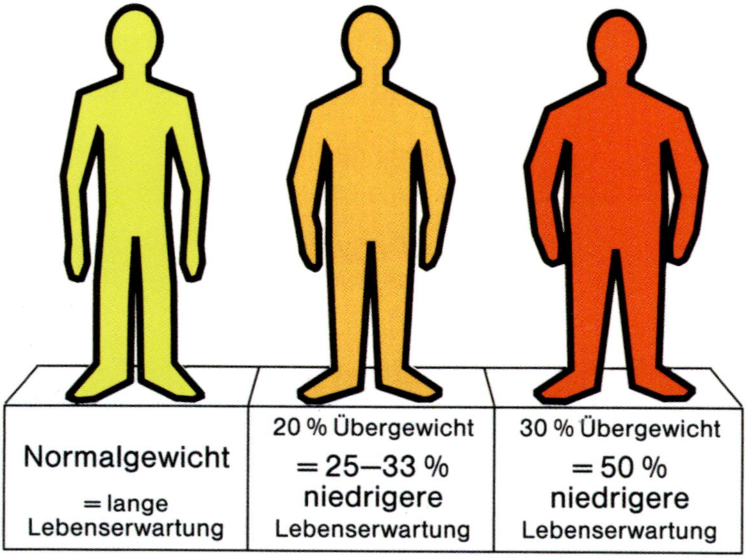

Tatsächlich sind in Deutschland 52,7 Prozent aller Männer und 41,3 Prozent aller Frauen übergewichtig bis hin zur Fettsucht dritten Grades.
Die meisten Übergewichtigen wollen ihre Pfunde loswerden, aber nicht ihre Ernährungsgewohnheiten ändern. Dr. Bruker war nach jahrelangen Erfahrungen davon überzeugt, dass es sich bei einer Fettsucht nicht um eine Überernährungsfolge handelt, sondern wohl um die Folge einer Fehlernährung im Sinne einer Vitalstoffmangelkost.

Wer reichlich Süßes zu sich nimmt, ohne die Energie zu benötigen, dessen Körper baut Zucker in Fettsäure um. Darüber hinaus besteht noch die Gefahr, dass wenn Zucker zu Azetaldehyd abgebaut wird, **Azetaldehyd lebensnotwendige Enzyme zerstören und direkt wichtige Botenstoffe, also Neurotransmitter, blockieren kann.** So kann Azetaldehyd das Denkvermögen beeinträchtigen und den Antrieb schwächen.

Außerdem kann Azetaldehyd auch dem Körper wichtiges Magnesium, Kalium, Schwefel, Wasserstoff und die Zellenergie entziehen.

Isolierte Kohlenhydrate (z.B. Weißmehl, glasierter Reis, weißer Zucker, Fast-Food usw.) können auch als Mineralräuber zu einem Defizit an Mineralstoffen führen, die für unser Gehirn dringend notwendig sind, um optimal funktionieren zu können.

Auch die B-Vitamine, als Nerven- und Stoffwechselvitamine, sind ungemein wichtig, damit unser Gehirn genügend Glukose verarbeiten kann. Kohlenhydrate werden im basischen Milieu verstoffwechselt mit Hilfe von B-Vitaminen. Der heute sehr oft zu findende Vitamin-B-Mangel (B-Vitamine sind auch im Getreidekeim zu finden) behindert das Gehirn, genügend Glukose zu verarbeiten, was zu Energiemangel und zur Überreizung der Nervenzellen (Neuronen) führen kann.

Eine besondere Gefahr liegt in einer erhöhten Phosphataufnahme durch tierische Nahrung.

Kein Gedanke ohne Phosphor. Doch durch ein Phosphorzuviel können Erregungszustände, Veränderungen in der Gewebestruktur und Gewebereizungen bis zu entzündlichen Zuständen auftreten. Im Rahmen des derzeitigen Wissensstandes reichen 750 Milligramm Phosphat pro Tag, doch werden heute in der Regel 1570 Milligramm in der Zivilisationskost aufgenommen.
Es ist anzunehmen, dass eine generelle Übererregung bzw. Dauererregung die exekutive Funktion im Frontalkontex, also im Großhirn, blockieren kann.
So oft und so viel Phosphor nach vollbrachter Leistung den Körper verlässt, bleibt sein Gegenspieler Kalzium mit ihm in Verbindung und begleitet ihn hinaus, sehr zum Nachteil der Funktionsfähigkeit des Organismus. Wenn starke Phosphorzufuhr reichlich Phosphorabgang nötig macht, tritt eine allmähliche Kalziumverarmung des Körpers ein.

Störungen aber im Kalzium-Phosphat-Haushalt **können zur Entmineralisierung führen und unsere Gehirnfunktionen und unser Knochensystem schwer belasten,** auch mit Osteoporosegefahr. Unsere Gehirnfunktion bedarf der Mitwirkung von Kalzium, Kalium und Magnesium. Das Phosphat-Kalzium-Gleichgewicht ist ebenso wichtig wie das Säure-Basen-Gleichgewicht.

Unser Gehirn ist das fetthaltigste Organ, 60 Prozent bestehen aus sogenannten Lipiden bzw. Phospholipiden. Die Chemie der Fette kann die Struktur der Gehirnzellen erheblich beeinflussen. **Ohne geeignete Fettmoleküle kann die äußere Membran der Gehirnzellen ihre Flexibilität verlieren und schrumpfen**. Die Zellmembranen müssen biegsam sein, um die Kommunikationswunder fertig zu bringen, die sich im Gehirn abspielen.

Das Team um Lennart Mucke verglich verschiedene Fettsäuren im Gehirn gesunder und alzheimerkranker Mäuse. Dabei entdeckten die Wissenschaftler in den kranken Tieren eine hohe Konzentration von **Arachidonsäure,** eine mehrfach ungesättigte Fettsäure. Sie hatte sich vor allem im Hippocampus gebildet, einer Hirnregion, wo sich die Alzheimererkrankung besonders frühzeitig und stark bemerkbar macht.

Nach Dr. Greenwood ist sich die Forschung darüber einig, dass gesättigte Fette, insbesondere Schweinefett, dem Gehirn schaden, weil es zu einer Neigung zur Insulinresistenz führt, **wodurch Störungen in der Glukoseverwertung auftreten können,** insbesondere bei Kindern.

Übergewicht bedeutet eine ununterbrochene Mehrbelastung für den Körper. Unser Herz kann auf die Dauer keine Mehrbelastung ohne Schaden aushalten. Es muss die Zahl seiner Schläge erhöhen, die Blutmenge vergrößern und mehr Sauerstoff zur Verfügung stellen.
Fachleute zeigen auf ein fürchterliches Duo: **zu kalorienreiche Ernährung, reich an Fetten, die verbunden ist mit einem Mangel an Körperbewegung.**

Metabolisches Syndrom und AGE-Komplexe

Etwa 25 Prozent der Deutschen weisen nach neuesten Erkenntnissen ein Metabolisches-Syndrom, also ein Stoffwechsel-Syndrom auf. Hierunter versteht man eine Kombination von vier Risikofaktoren: **Übergewicht, Fettstoffwechselstörungen** (Cholesterin), **Bluthochdruck** (Hypertonie) und **Insulinresistenz.** Man spricht von einem tödlichen Quartett. Man nennt dieses Syndrom auch die Geißel des 21. Jahrhunderts.

Jede dieser Krankheitsfaktoren stellt schon für sich ein Risiko für Gefäßerkrankungen dar; sie treten aber in der Kombination noch verstärkt auf. Die einzelnen Krankheitsbilder beeinflussen sich gegenseitig negativ und führen so zu einem erhöhten Risiko für Herz und Kreislauferkrankungen, Organ- und Gehirnschäden. Das gefährliche an diesem Syndrom ist, dass diese Erkrankungen ohne Schmerzen und ohne akute Symptome verlaufen.

Der **erste Störfaktor** des Metabolischen-Syndroms, das **Übergewicht**, haben wir im letzten Kapitel bereits ausführlich besprochen. Auch der **zweite Störfaktor** des Metabolischen Syndroms, die **Fettstoffwechselstörung,** wurde schon eingehend erwähnt. Ein hoher Cholesterinspiegel kann die Blutgefäße schädigen, wenn es in die Gefäßwände abgelagert wird. Dabei können auch Mikroinfarkte im Gehirn stattfinden, also kleinste Schlaganfälle, aus denen sich eine Demenz entwickeln kann.

Der **dritte Störfaktor** des Metabolischen Syndroms ist ein **hoher Blutdruck**. Er gilt als der größte Risikofaktor für akute Probleme im Gehirn. Dort sind insbesondere die vielen haarfeinen Äderchen (Kapillaren) einer wahren Tortur ausgesetzt. Sie verschleißen schneller und können Risse bekommen. Wichtig ist es deshalb, dass der zu hohe Blutdruck früh erkannt wird und vorbeugende Maßnahmen ergriffen werden, **denn er ist einer der Hauptursachen für die Alzheimer Demenz.**

Der Bluthochdruck beschleunigt die Schrumpfung wichtiger Gehirnregionen. Die Forscher Raz und Lindenberger stellten, wie bereits erwähnt, fest, dass Regionen wie der Hippocampus besonders stark geschrumpft waren; und zwar umso stärker, je länger diese Patienten unter Bluthochdruck litten.

Da hoher Blutdruck nicht schmerzt, wissen 70 Prozent der Menschen, die darunter leiden, nichts davon. Ihre Gesundheit ist aber fortwährend gefährdet.

Nach Dr. med. Holzhüter kommt es durch die Druckerhöhung im Gefäßsystem zu einer Minderung der Elastizität der Gefäßmuskulatur, die Wände werden zunehmend starr. Allein dadurch ist die Gefahr eines Gefäßwandrisses erhöht und es kann ein Schlaganfall oder ein Herzinfarkt drohen. Ist der Blutdruck ständig zu hoch, wird das Herz über Gebühr belastet.

Nicht nur verengte Gefäße, **sondern auch erhöhte Harnsäurewerte können den Blutdruck ansteigen**

Blutdruckmessung

Die Normalwerte des Blutdrucks liegen für den systolischen Blutdruck bei unter 140 mmHg und für den diastolischen Blutdruck bei unter 90 mmHg

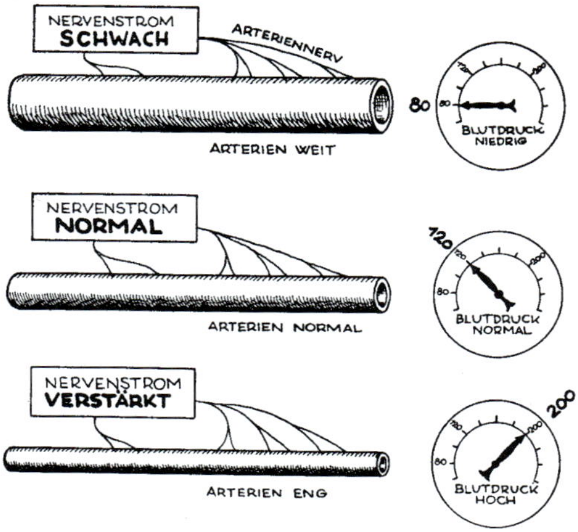

Einlagerungen in die Gefäßwand

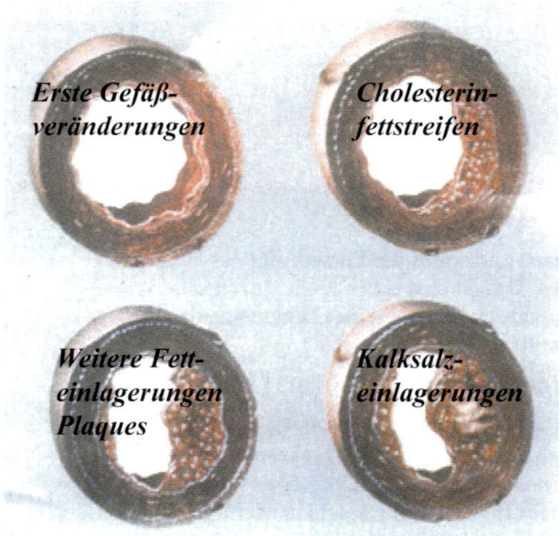

Verengen sich die Blutgefäße, wird der Blutfluss eingeschränkt oder vermindert. Eine solche Gefäßverengung führt in der Regel zu einem Anstieg des Blutdrucks.

lassen. Mehrere amerikanische Studien ergaben, wie die „Ärzte Zeitung" berichtet, dass ein Viertel aller Hochdruckkranken unter erhöhter Sterblichkeit durch erhöhte Harnsäurespiegel leidet. Deshalb sollten alle Stoffe, insbesondere die Purinstoffe (Fleisch, Fisch usw.), die alle hohe Harnsäurewerte aufweisen, gemieden werden.
Die Ernährung spielt bei der Entwicklung des hohen Blutdrucks, bzw. bei der Entwicklung der artheriosklerotischen Herz- und Gefäßkrankheiten eine Hauptrolle. Wenn das Blut durch Aufnahme von zu viel Protein dick und trübe wird, fließt es langsamer durch die feinen Haargefäße, die Folge davon ist dann erhöhter Blutdruck. Insbesondere Stress spielt als Auslöser des Bluthochdrucks auch eine bedeutende Rolle.
Hohe Blutdruckwerte können sich normalisieren, wenn das Trinken von Alkohol eingeschränkt oder ganz aufgegeben wird; auch die Begrenzung von Kaffee und schwarzem Tee kann hilfreich sein. Wichtig ist es, genügend reines Wasser zu trinken. „Wenn wir nicht genügend Wasser trinken" so Dr. med. Batmanghelidj, „und das Bedürfnis unseres Körpers nicht vollauf befriedigen, dehydrieren einige Zellen und verlieren einen Teil ihres Wassers an den Kreislauf. Bei Wassermangel und Austrocknung des Körpers werden 66 Prozent des benötigten Wassers aus den Zellen herausgezogen. Die Blutgefäße haben keine andere Möglichkeit, als ihren Querschnitt zu verringern, um sich der verringerten Blutmenge anzupassen."

Jede Verengung des Querschnitts der Blutgefäße treibt den Blutdruck automatisch in die Höhe.
Der **vierte Störfaktor** des Metabolischen Syndroms ist die **Insulinresistenz**. Ist zu viel Fett vorhanden, wird das Hormon Adiponektin verringert und dadurch sinkt die Empfindlichkeit der Zellen für den Botenstoff Insulin. Übergewichtige haben einen niedrigen Adiponektinspiegel.

Der „Zuckertreibstoff" Glukose **kann nicht mehr ausreichend in die Körperzellen aufgenommen werden, damit steigt der Blutzuckerspiegel.** Glukose kann also nicht mehr ausreichend in die Zelle gelangen. Die Bauchspeicheldrüse versucht die Insulinresistenz nun über **eine Mehrausschüttung von Insulin** zu kompensieren. Dies überfordert aber auf die Dauer die Beta-Zellen der Bauchspeicheldrüse und diese erlahmt mit der Zeit. **Dadurch kann sich Diabetes Typ-2 entwickeln.**

Da Insulin auch das Fett in den Zellen zurückhält, fällt es dem Körper schwer, Fett abzubauen. Das Hormon Insulin steuert nicht nur die Glukose Versorgung der Zellen, sondern es bremst auch den Fettabbau. Schlussendlich zirkulieren zu viel freier Zucker und freie Fettsäure im Blut mit der Folge von Fett-, Gewebe- und Kalkablagerungen in den Gefäßen.

Das wesentliche Problem ist also nicht der Insulinmangel, im Gegenteil, der Körper bildet zunächst mehr Insulin. Es ist die Insulinresistenz; das heißt, **die Zellen**

reagieren weniger empfindlich auf das Insulin. Dies ist neben einer gestörten Insulinsekretion der Motor, der die Erkrankung immer weiter vorantreibt.
Über **die Gefahr des Homocysteinspiegels**, auch ein Mitauslöser für Alzheimer, wurde schon ausführlich berichtet.

Es wird offensichtlich, dass eine körpergerechte Ernährung und genügend Bewegung einen sehr großen Einfluss auf das Metabolische Syndrom haben. Ein Mangel an diesen kann auch das Metabolische Syndrom auslösen.
Aber auch Alkohol und Nikotin sind Vitaminräuber; ebenso können auch Medikamente zu einem Anstieg der Gefahr beitragen.
Sobald der Körper weniger Eiweiß bekommt, greift er auf die noch nicht eingebauten Eiweiß-Depots zurück. So können Beschwerden durch teilweises Eiweißfasten verschwinden. **Eine konsequente Gewichtsreduktion steht allerdings im Vordergrund der Bemühungen.**

Nun gibt es neben dem Metabolischen Syndrom auch noch ein weiterer Störfaktor, der insbesondere den Blutgefäßen schaden und der die Adernverkalkung vorantreiben kann. Es sind zuckergesättigte Proteine, sogenannte AGEs (Advanced Glycation Endproducts).

Sie können entstehen, **wenn Fleisch beim Erhitzen auf hohe Temperaturen gebracht wird. Der gleiche Faktor entsteht auch beim Backen, Frittieren und**

Grillen (Acrylamid). Doch AGEs entstehen nicht nur in Lebensmitteln, sondern auch in unserem Körper und zwar vermehrt bei erhöhtem Blutzuckerspiegel als Abfallprodukte des gestörten Zuckerstoffwechsels. **Unser Gehirn ist aber nicht dafür gebaut, eine ständige Überversorgung gezuckerter Nahrungsmittel zu verarbeiten.**

Verzuckerte Proteinklumpen können zu einer Verdikkung und Versteifung von Blutgefäßen führen. Die Kopplung von Zuckerresten mit Aminosäuren scheint ein Grund für die Abnahme von Muskelgewebe im Alter zu sein. Sie scheinen auch bei der Alzheimerschen Erkrankung eine Rolle zu spielen.

AGEs können der erste Schritt Körper zur Entwicklung eines diabetischen Nervenzellschadens namens „Neuropathie" sein.

Nach Dr. Gerald Münch wurde festgestellt, dass bis zu 30 Prozent in der Masse des Gehirns eines Alzheimer Patienten AGEs, d.h. verzuckerte Proteinklumpen zu finden sind. **AGEs können das gesamte Gehirn durchziehen.**

Mit sogenannten Antioxidantien, etwa dem Vitamin C, Vitamin E, Beta-Carotin, Selen, Zink usw. lässt sich die Bildung der Zucker-Eiweiß-Komplexe unterdrücken, allerdings verbunden **mit einer Änderung der Ernährungsweise.**

Die Blut-Hirn-Schranke und Elektrosmog

Die Blut-Hirn-Schranke ist eine Zellschicht zum Schutz unseres Gehirns vor schädigenden Stoffen aus dem Blutkreislauf. Sauerstoff lässt sie durch, ebenso auch wichtige Nahrungsmittel. **Unser Gehirn verbraucht 20 Prozent des aufgenommenen Sauerstoffs und kann nur wenige Minuten ohne Sauerstoff überleben.** Mit seinen Milliarden Zellen ist unser Gehirn das komplexeste System, das wir überhaupt kennen.

Allein das Gehirn setzt sich aus 50 Milliarden Nervenzellen zusammen, die in permanentem Austausch und Kontakt mit etwa 10 000 weiteren Körperzellen stehen. Eine einzige Nervenzelle kann mit bis zu 25 000 anderen zum Teil weit entfernten Nervenzellen verbunden sein. Damit ist die Zahl der Verbindungen astronomisch. **Es sind mehr Schaltmöglichkeiten als Sterne im Universum, mehr Speicherkapazität als der leistungsstärkste Rechner der Welt.** Jede Sekunde fallen 100 Millionen Entscheidungen.

Zwischen den Nervenzellen befindet sich ein Netzwerk von anderen Zellen, die erst später entdeckt wurden, es sind die **Gliazellen** (Glia = griech. Klebstoff). **Unser Gehirngewebe ist also eine komplizierte Verknüpfung zwischen Gliazellen und Nervenzellen.** Gliazellen umgeben die feinen Blutgefäße, die Synapsen, die Kommunikationsstellen der Nervenzellen. Sie haben Verbindung

Blut-Hirn-Schranke

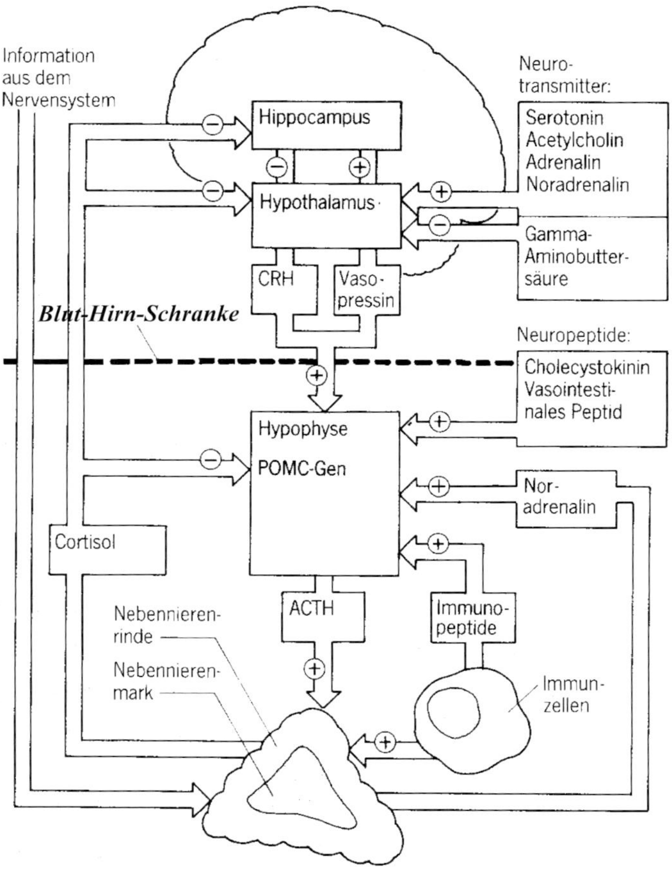

Alles, was mit dem Blutstrom ins Gehirn gelangen soll, muss mit Hilfe komplexer Mechanismen durch die „Zellen" transportiert werden, die die Kapillarwand auskleiden. Dies ist ein Filtersystem, das den Durchtritt von Stoffen in den Raum regelt, der das Gehirn beherbergt. Diese Schranke soll eine notwendige Barriere zwischen dem Gehirn und dem übrigen Körper sein.

zu den Hirnhäuten, die das Gehirn umgeben und zu den Hirnkammern, den mit Flüssigkeit gefüllten Hohlräumen inmitten des Gehirns. Die Gliazellen spielen sowohl im Gedächtnis als auch als immunkompetente Zellen eine wichtige Rolle. Sie haben auch als Nähr- und Stützzellen für das funktionsfähige Gehirn **eine große Bedeutung, ebenso für den Aufbau der Blut-Hirn-Schranke.**

Nimmt z.B. eine Nervenzelle die Aminosäure Tyrosin aus dem Blut auf, wandelt sie diese in Dopamin und Noradrenalin um. Aus der Aminosäure Tryptophan wird Serotonin. **Manche Aminosäuren (Eiweiße) können die Blut-Hirn-Schranke allerdings nicht oder nur in geringen Mengen passieren.** Um in das Gehirn zu gelangen, müssen sie an ein Trägermolekül gebunden werden.

Im Gehirn sind die Zellen, die die kleinen Blutgefäße innen auskleiden, so eng miteinander verbunden, dass nur kleine, fettlösliche Stoffe hindurchgelangen. **Gerade die Gliazellen sorgen für diesen engen Kontakt.**

Normalerweise kann die Blut-Hirn-Schranke Kohlendioxid, Abfall- und Giftstoffe abwehren. **Die Barriere soll verhindern, dass Gifte, Medikamente und andere Substanzen in das Gehirn eindringen.**

Nun kommt jedoch von der schwedischen Universität Lund durch den Neurochirurgen Prof. Leif Salford folgende Nachricht: „Unsere Forschungen zeigen, **dass die Strahlung von mobilen Telefonen die Blut-Hirn-**

Schranke öffnet und es so vielen Giften leichter macht, in das Gehirn zu gelangen. Sezierte Rattenhirne weisen als Folge der Strahlung gut sichtbare Spuren auf. (Die Funktion der Blut-Hirn-Schranke von Mensch und Ratte ist sehr ähnlich.) Die Hirne sind übersät mit dunklen Flecken und deutlich geschädigt. Es tritt Flüssigkeit aus den Blutgefäßen aus, verursacht durch die elektromagnetische Strahlung. Proteine durchdringen die Blut-Hirn-Schranke, nachdem sie von der Strahlung geöffnet wurden."
Sie fanden eine Menge an Proteinen, also Eiweißverbindungen, welche die Blut-Hirnschranke passierten.

Doch die Forscher erwarten, dass beim Menschen nicht nur Eiweiße, sondern auch andere Moleküle nach Öffnung der Blut-Hirn-Schranke durch Elektrosmog in das Gehirn eindringen können, was eine Kettenreaktion von Krankheiten auslösen kann. **So können Medikamente und Gifte noch leichter in das Gehirn eindringen, mit uneinschätzbaren Folgen.**

Noch weiß niemand richtig, wie gefährlich dies ist. **Durch Proteine, die ins Gehirn gelangen, kann ein Zusammenhang mit der Alzheimer Krankheit gesehen werden.** Diese könnten auch zu Immundefekten wie Multiple Sklerose, zu Schwachsinn und zur Parkinson-Krankheit führen.

So wie Elektrosmog auf unser Gehirn Einfluss hat, so kann er auch unser Bauch-Hirn beeinflussen. So hat in letzter Zeit der australische Arzt, Dr. John Holt, bei einer niedrig dosierten Dauerexposition von Elektrosmog **eine Verdoppelung des allergieauslösenden Histamin beschrieben.** Er stellte fest, dass insbesondere im Kindesalter eine durch Hochfrequenzen und Mikrowellen **bedingte Dünndarmentzündung mit der Öffnung einer Blut-Dünndarm-Schranke einhergeht.**

„Lange Zeit glaubten wir, dass der Darm eine Röhre sei mit einfachen Reflexen und keiner kam auf die Idee, die Nervenfasern zu zählen", so David Wingate, Professor an der University in London. Doch schon in der Mitte des 19. Jahrhunderts entdeckte der deutsche Nervenarzt Leopold Auerbach, als er ein Stückchen Gedärm zerlegte, zwei Schichten eines Netzwerkes von Nervenzellen zwischen zwei Muskellagen versteckt, welche den gesamten Verdauungstrakt von der Speiseröhre bis zum Enddarm umhüllen.

Durch eine geöffnete Blut-Dünndarm-Schranke können, wie bei der geöffneten Blut-Hirn-Schranke, größere Proteinmoleküle (Eiweiße), die normalerweise zu kleinen Partikeln aufgespalten werden, in die Zwischenräume der Darminnenauskleidung gelangen. **Dadurch wird unser Immunsystem gegen die großen Moleküle Antikörper bilden, weil sie als Fremdsubstanzen registriert werden.**

Auf diese Weise entstehen neue Entzündungsreaktionen, etwa in den Gelenken (Arthritis), in den Blutgefäßen (Vaskulitis), in den Lungen (Asthma). Es entstehen auf diese Weise Nahrungsmittelallergien und die Abwehrlage des Gesamtorganismus wird massiv verschlechtert. In dem „undichten Dünndarm" sind auch Pilzinfektionen Tür und Tor geöffnet.

Hier wird offensichtlich, dass unser Gehirn und unser Körper auch durch Umwelteinflüsse, wie sie insbesondere heute durch Elektrosmog ausgelöst werden, in Gefahr sind.
Nach Forschungen von Dr. Klaus Mann und Privatdozent Joachim Röschke (Polyklinik Universität Mainz) **biete sich der Schlaf als „Einfallstor" für die Wirkung elektromagnetischer Strahlung an.** Insbesondere der Schlafplatz sollte sowohl bei Kindern, deren Gehirne ja noch im Wachstum sind und auch bei Erwachsenen unbedingt von Elektrosmog frei sein.

Nicht zu vergessen ist, dass Wasser die Fähigkeit hat, Informationen zu speichern, auch von Mobilfunkwellen. Wenn sich ein Mobilfunksender in unserer Nähe befindet, könnten wir möglicherweise „Mikrowellen-Wasser" trinken. Dies könnte auch möglich sein, wenn eine DECT-Basisstation in der Nähe der Hauswasserleitung steht. Wir sind tatsächlich mit einer Technik konfrontiert, deren volle Auswirkungen auf den menschlichen Organismus keineswegs genügend erforscht sind.

Die Zeit ist reif für eine interessenunabhängige Aufklärung und für einen verantwortungsbewussten Schutz unseres Lebens.

Zelltod durch Erreger-Prionen

Normale Prionen sind Bestandteile des Stoffwechsels. Sie bestehen aus Glykoproteinen, sind also Bausteine aus Zucker und Eiweiß. Prion-Eiweiß besteht aus einer Kette von 254 Aminosäuren, die sich normalerweise zu einem Knäuel falten. **Das normale Prion sitzt vor allem an den Synapsen und ist für die Signalübertragung zwischen Nervenzellen wichtig.** Außerdem reguliert es den Kupferhaushalt der Zelle, entschärft giftige Substanzen und bewahrt die Zellen vor Selbstmord.

Prionen-Eiweiße werden von jedem menschlichen Körper gebildet. Sie kommen vor allem in Geweben des Nervensystems (Gehirn und Rückenmark) und des Abwehrsystems (Lymphknoten und Milz) vor. Die Erreger-Prionen unterscheiden sich von den natürlichen Prion-Eiweißen durch eine zum Teil veränderte Abfolge von Aminosäuren. Dadurch besitzen sie eine andere Faltung und eine abweichende räumliche Struktur. Diese fehlgeformten Prionen können in weiterer Folge zur Schädigung des Hirngewebes führen. Dort entstehen dann schwammartige Löcher, die bei Betroffenen zu degenerativen Erscheinungen führen.

Es gibt also noch einen zweiten Typ von Prion-Eiweiß, der seine Gestalt verändern kann mit einer Möglichkeit der Faltung. Er ist genauso aufgebaut wie das normale Prion, unterscheidet sich aber in seiner dreidimensionalen Form und wird zu einem giftigen Molekül.

Wenn das Prion, nach Marc Prudley, statt Kupfer Mangan an sich bindet, **kann es sich nach zwei Wochen verändern. Die Proteinketten beginnen sich umzufalten, verlieren ihre entsäuernde Funktion und haben dann die Wirkung eines Nervengiftes.**

Außerdem hat das veränderte Prion die Eigenschaft, sich mit Molekülen der gleichen Art zu einem seilartigen Flechtwerk zu verdrillen. Zahlreiche dieser Prion-Seile bilden einen engmaschigen Flächenteppich, der mehr und mehr Gehirnabschnitte durchzieht und den Untergang der Nervenzellen in dem betreffenden Areal herbeiführen kann. **Das Erreger-Prion unterbindet wichtige Überlebenssignale der Zelle.** Die Neuronen begehen Selbstmord.

Wenn es um die Ursachenforschung geht, so ist man bis jetzt noch nicht ernsthaft bemüht, zu klären, wodurch sich normale Prionen-Eiweiße zu Killer-Eiweißen verdrehen.

Veränderte Prionproteine können von körpereigenen Enzymen nicht oder kaum abgebaut werden. Sie sind extrem hitzeresistent, säurefest und selbst Fragmente von ihnen verklumpen zu Prionen und sind infektiös. Das Immunsystem trifft offenbar überhaupt keine Anstalten, die Infektion zu bekämpfen. Das erkrankte Gewebe ist nicht entzündet, es scheinen keine gegen entsprechende Krankheitserreger gerichtete Antikörper gebildet zu werden. **Prionen können also durch Deformation zu Killer-Eiweißen werden. Von außen zugeführte, verdrehte**

Killer-Prionen können gesunde Prionen dazu anregen, sich ebenfalls zu verdrehen.

Degenerierte Prionen scheinen eine Stoffwechselstörung der Zellen des Gehirns zu sein. Stoffwechselstörungen können auch durch Chemikalien oder Mangelernährung ausgelöst werden. **Ebenso können degenerierte Prionen über die Nahrung in den Magen-Darmtrakt und von dort ins Blut gelangen. Diese verteilen sich über das Blut ins Gehirn und in das zentrale Nervensystem.**

Der Nobelpreisträger Stanley Prusiner hat bereits 1985 erkannt, dass der Erreger der BSE - Creutzfeld-Jacob-Krankheit nicht wie ein Virus Nukleinsäure enthält, sondern aus Prionen Eiweiß besteht.

Er hat auch als Erster diese Proteine zum Erreger erklärt. Er nannte sie „proteinaceous infectious particles“ (Prione), wofür er 1997 mit dem Nobelpreis für Medizin ausgezeichnet wurde. Diese Prionen gelten als die gesuchten Erreger der BSE, so die überwiegende Expertenmeinung.

Die Besonderheit der Prionen besteht darin, dass sie sich von einem normalerweise im Gehirn vorkommenden Protein kaum unterscheiden. Dieses Protein mit nicht bekannter Funktion befindet sich auf der Oberfläche der Nervenzellen und ist für die normale Funktion des Gehirns wichtig.

Die Gestalt des gesunden Proteins wird in die des krankheitsauslösenden Proteins verändert. Dieses kann wiederum gesundes Protein durch Anlagerung in krankes Protein

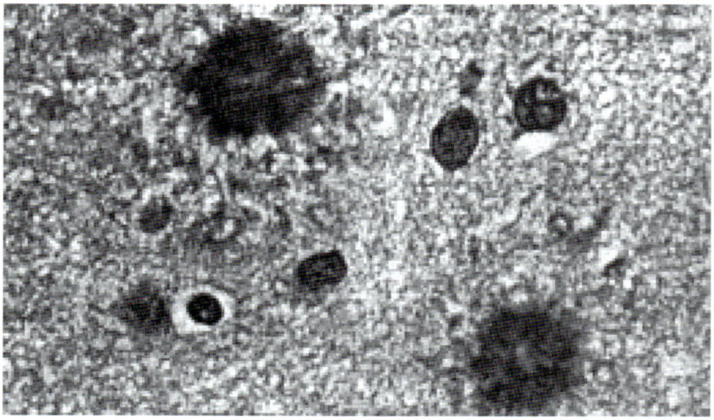

Auf der lichtmikroskopischen Aufnahme eines Dünnschnitts vom Hirngewebe, das einem Patienten mit Alzheimer Krankheit entnommen wurde, sind die sogenannten Plaques deutlich als braune Flecken zu erkennen. Die Belastungen sind besonders deutlich im Hippocampus. Es kommt verbreitet zum Zelltod und so zur Störung der Signalübertragung, insbesondere von solchen Zellen, die Acetylcholin als Nerventransmitter verwenden.

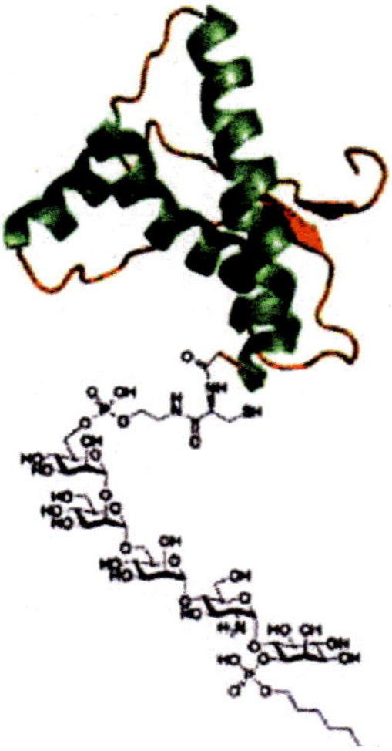

Schematische Darstellung der Struktur von einem Prion-Protein.

Die hydrophobe Alkylkette des Glykosylphosphatidylinositol-Ankers, der aus Zucker und Fettresten besteht, lagert sich in die Lipiddoppelschicht der Zellmembran ein und hält das Prion-Protein an der Zelloberfläche fest.

(Modifiziert nach Prof. Christian Becker, TU München - Naturwissenschaftliche Rundschau 62. Jahrgang, Heft 2, 2009)

verändern und so eine Kettenreaktion auslösen. Diese Kettenreaktion führt schließlich zu einer Ablagerung von „schwer verdaulichem Proteinmüll" im Gehirn. Dies hat zur Folge, dass Nervenzellen zerstört werden.

Die typischen Gehirnveränderungen bei Alzheimer verhalten sich offenbar ähnlich wie Rinderwahn (BSE) auslösende Prionen. Das könnte erklären, warum die Krankheit sich über das ganze Gehirn ausbreiten kann. Die Ähnlichkeit zwischen Alzheimer und Prionenerkrankungen (BSE) könnte größer sein, als bisher angenommen.

Bei Alzheimer gibt es zwei auffällige Veränderungen im Gehirn: Zum einen lagern sich um die Gehirnzellen Eiweißklumpen, sogenannte Plaques ab, die aus einem Eiweißfragment namens Beta-Amyloid bestehen.
Darüber hinaus treten innerhalb der Zellen faserartige Proteinbündel (Fibrillen) auf, die aus dem sogenannten Tau-Protein bestehen. Normalerweise regulieren diese Eiweiße die Stabilität zwischen den Zellen.

Auch hier erfahren wir, wie zelleigene, an sich harmlose Proteine es dazu bringen, ihre Struktur zu verändern, sich zusammenzulagern und dadurch die Hirnfunktion beeinträchtigen. Auch Tau-Proteine sind dazu in der Lage, wie die aktuelle Studie Basler Forscher zeigt. Hier wäre eine Erklärung, wie sich die falsch gefalteten Eiweiße bei Alzheimer und anderen mit dem Tau Protein in Verbindung gebrachten Krankheiten von einer einzigen Stelle über das ganze Gehirn verbreiten kann.

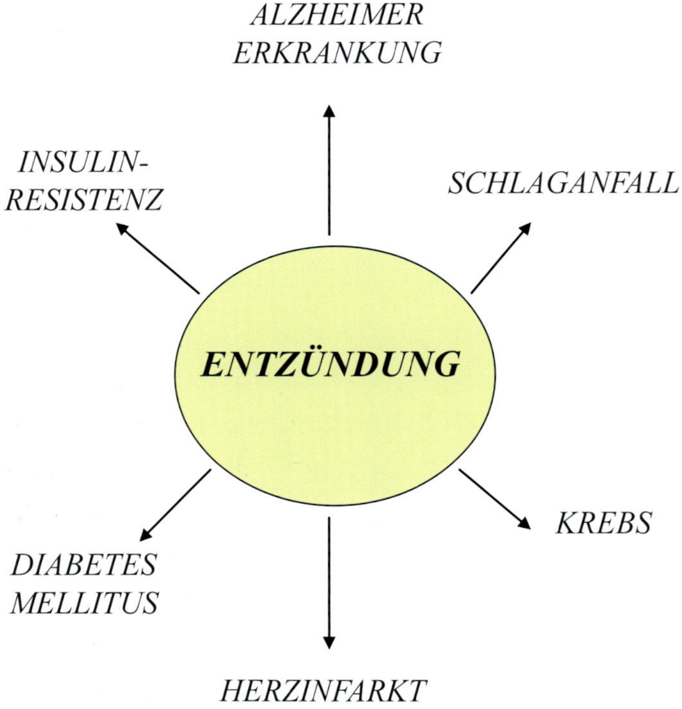

Nach Dr. Michaela Döll

Entzündungsprozesse und Alzheimer

Der kanadische Wissenschaftler Pat McGeer entdeckte im Gehirn von Alzheimer Patienten Anzeichen von starken Entzündungsprozessen. Auffällig ist z.B., dass bestimmte Immunzellen sich im Gehirn vermehren und in entzündete Bereiche einwandern.

Entzündungen sind sozusagen ein Schutzmechanismus, ohne den ein Überleben nicht möglich wäre. Es ist eine Hauptreaktion unseres Immunsystems, um Bakterien, Fremdkörper und Schadstoffe im Organismus zu besiegen.

Klaus Bendtzen vom Kopenhagener Zentrum für Entzündungsforschung bemerkt dazu: „Im Normalfall führt dies nach einiger Zeit zur vollständigen Heilung - doch leider nicht immer. Manchmal läuft der Prozess der Entzündung einfach immer weiter und weiter, obwohl die Eindringlinge längst beseitigt sind. Dann wendet sich der eigentlich so raffinierte Schutz gegen den Körper selbst; er wird Opfer seines eigenen Erfolges - eine chronische Krankheit entsteht: ein Diabetes zum Beispiel, ein Krebsgeschwür, Arteriosklerose **oder auch eine degenerative Gehirnerkrankung wie etwa Alzheimer.**

Es ist offensichtlich, dass die Entzündung an der Entstehung so vieler Krankheiten beteiligt ist. Da die Entzündung sich ja als ein Schutz des Lebens erweist und dieser Schutz permanent aufrecht erhalten werden muss, liegt auch darin die Gefahr, dass dieser Prozess entgleisen kann. Die Entzündung wird, nach dem Entzündungsforscher John Savill, schon durch winzige Auslöser in Gang gesetzt und aufrecht erhalten."

In einem von der Universität Leipzig geförderten Projekt der Alzheimer Forschung konnte nachgewiesen werden, **dass es vor allem Zuckeroxidationsprodukte (AGEs) sind, die die chronische Entzündung im Gehirn der Patienten aufrecht erhalten.** Die AGEs lösen entzündliche Prozesse aus und tragen so zunächst zum Funktionsverlust, im fortgeschrittenen Stadium zur Zerstörung der Nervenzellen bei.

Oxidative Veränderungen beeinträchtigen die Funktion des Proteins. Es verliert seine Funktion und muss abgebaut werden und es sammelt sich immer mehr „Müll" an. Je mehr AGEs im Gehirn, desto ausgeprägter der Neuronenuntergang. Neurofibrillare Bündel (tangles) und senile Plaques (Ameloidplaques) werden durch den Einfluss von AGEs miteinander vernetzt (Ärztezeitung 22.12.04).

Im Laufe der Erkrankung können AGEs das gesamte Gehirn durchziehen. Bis zu 30 Prozent der Masse des Gehirns eines Alzheimer Patienten können AGEs sein, die anfärbbar sind (Dr. Gerald Münch).

Wenn Eiweißmoleküle mit Zuckermolekülen chemisch reagieren, können die Eiweiße in ihrem Aufbau und in ihrer Funktion verändert werden. Solche Veränderungen können ständig im Körper stattfinden, vor allem jedoch bei chronischen Krankheiten.

Entzündungsprozesse führen zu Ablagerungen (Plaque), die giftige Substanzen absondern, welche die Nervenzellen zerstören können. Das Gehirn schrumpft und die intellektuelle Leistungsfähigkeit lässt immer mehr nach.

Die Alzheimer Demenz beginnt ja mit einem Ablagerungsprozess im Hirnstamm, der sich dann ausbreitet. Dabei findet ein neuronaler Vernichtungsfeldzug an mehreren Fronten statt.

Insulinmangel begünstigt ebenfalls Entzündungen, denn Insulin regelt auch die Signalisierung zwischen den Nervenzellen.

Ein weiterer entzündungsfördernder Faktor ist der hormonartige Wirkstoff Histamin. Ein saures Milieu, meist verursacht durch viel tierisches Eiweiß und säurebildende Nahrungsstoffe, regt vermehrt die Mastzellen an, Histamin auszuschütten und damit das Entzündungsgeschehen und allergische Reaktionen weiter anzufachen. Aber auch durch Wassermangel wird die wasserregulierende Aktivität des Histamins übersteigert, obwohl das Histamin eigentlich für andere Aufgaben vorgesehen ist.

Auch freie Radikale leisten einen schädigenden Beitrag zu chronischen Entzündungen. Freie Radikale sind offensichtlich imstande, durch Zerstörung von Lipiden und Proteinen Zellen zu töten.

Um Entstehung und Fortschreitung von Demenzerkrankungen zu beeinflussen, rücken jetzt die sogenannten „Radikalenfänger“ in den Mittelpunkt des Forschungsinteresses. Durch eine gezielte Ernährung ist es möglich, den Entzündungsstoffwechsel zu beeinflussen.

Hier wäre noch zu erwähnen, dass Übersäuerung im Körper die Metalle im Schwebezustand hält und damit die Überproduktion der freien Radikale fördert.

Es gibt Nährstoffe, die entzündungsfördernd und andere, die entzündungshemmend wirken. Je weniger Arachidonsäure mit der Nahrung zugeführt wird, desto weniger Entzündungsmediatoren können gebildet werden.

Wie schon bereits erwähnt, sollten auf der einen Seite Speisen wie Fleisch und Fisch reduziert werden, da sie die freie Radikalbildung begünstigen, auf der anderen Seite sollten pflanzliche Speisen bevorzugt werden, **die Antioxidantien enthalten, um bereits gebildete freie Radikale zu neutralisieren.**

Wirksame Radikalenfänger sind Vitamin E, Vitamin C, Beta-Carotin, Sekundäre Pflanzenstoffe, Selen, Mangan und Zink. Die heute vermehrte Radikalenbildung kann durch ein verstärktes Vitamin- und Antioxidantien-Angebot bzw. durch eine bewusste vitaminreiche Ernährung reduziert bzw. neutralisiert werden.

Acetylcholin, Botenstoff für unsere Nervenzellen

In unserem gesamten Körper nehmen die für unsere Gesundheit wichtigen Systeme, z.B. das Gehirn (Nervensystem), die Drüsen (Hormonsystem) und das Immunsystem Verbindungen untereinander auf und kommunizieren mittels „nachrichtendienstlicher Substanzen“, den Botenstoffen. Sie werden auch Neurotransmitter, Neuropeptide und Hormone genannt **und reagieren hochempfindlich auf unsere Gedanken und Gefühlsreaktionen.**

Es gibt zwischen den Zellen unseres Körpers ein Kommunikationsnetz, das über Rezeptoren und Botenstoffe funktioniert. Es sind Aminosäureketten, die frei im Körper schwimmen und Informationen weitergeben, indem sie sich an Rezeptoren heften, wo immer sie sie finden. Diese Neuropeptide, (bisher sind mindestens 60 entdeckt worden), sind etwas Besonderes, denn sie können verschiedenartigste Reaktionen auslösen.

Allein unsere Sinnesorgane liefern pro Sekunde rund eine Milliarde Informationseinheiten an das Zentralnervensystem. Die Botenstoffe wurden vor dreißig Jahren von Wissenschaftlern ausfindig gemacht und Neuropeptide genannt.

Neuro, weil sie sich im Gehirn vorfinden und Peptide, weil sie proteinartige Moleküle (Eiweißketten) sind. Wenn sie z.B. zum Hypophysenvorderlappen gelangen, bewirkt dies die Ausschüttung eines Hormons. Hormone sind auch Botenstoffe bzw. auch Regulations- und Wirkstoffe. Sie erreichen auf dem Blutweg Organe und können deren Stoffwechsel beeinflussen. Für die Wirkung der Hormone sind nur geringe Konzentrationen notwendig.

Neurotransmitter sind Aminosäuren oder von Aminosäuren abgeleitete chemische Verbindungen. Der Körper bildet sie aus den mit der Nahrung aufgenommenen Bausteinen. Nimmt eine Nervenzelle die Aminosäure Tyrosin aus dem Blutstrom auf, kann sie diese in Dopamin, Noradrenalin oder Adrenalin umwandeln.

Die Neurotransmitter sind gewissermaßen die Worte von Nervenzellen. Aus der Sequenz dieser Botenstoffe werden „Sätze" geformt bzw. Verhaltensmuster. Erstaunlicherweise können die Botenstoffe des Gehirns auch Informationen in das Immunsystem bringen: Das Immunsystem besitzt wiederum Rezeptoren für die Neurotransmitter (vergleichbar Ohren für die Nachrichten). Umgekehrt kann das Gehirn auch die Botschaften der Cytokine aus dem Immunsystem hören. Cytokine sind Botenstoffe der Immunzellen und koordinieren Immunreaktionen. Zentralnervensystem und Immunsystem sind wechselseitig vielfach miteinander vernetzt.

Einzelne Neurotransmitter eilen durch die Nervenzellen (Neuronen) und markieren die Bahnen, **auf denen unsere Gedanken und Gefühle durch das gewaltige Ner-**

vensystem unseres Gehirns transportiert werden. Ohne Neurotransmitter würden in unserem Gehirn die Lichter ausgehen, denn sie sind die biochemische Elektrifizierung unseres Gehirns. **Neurotransmitter sind die Essenz unseres Gedächtnisses,** unserer Intelligenz, unserer Kreativität und unserer Stimmungen.
Insbesondere die richtige Information ist wichtig, um in den vielen Umständen des Lebens im Gleichgewicht zu bleiben oder es wieder herzustellen.

Die Aminosäure Cholin wird benötigt, um den Neurotransmitter Acetylcholin zu bilden, der eine sehr wichtige Rolle für unser Gedächtnis spielt. Acetylcholin ist der Botenstoff, insbesondere für die Übertragung des Nervensignals von der Nervenfaser auf den Muskel.

Noradrenalin wird im Hirnstamm produziert und stellt insbesondere auch Verbindung mit Cortisol bei Stress-Signalen im negativen Bereich her.

Das menschliche Gehirn ist befähigt, Stoffe herzustellen, die schmerzstillend, angstlösend, entspannend, beruhigend, stimmungsaufhellend, entzündungshemmend und schlafregulierend wirken. Zu diesen Stoffen gehören, um nur einige zu nennen, Endorphine, Gonadotropine, Cortison, Acetylcholin, Serotonin und Melatonin. Endorphine wirken beruhigend, Cortison wirkt entzündungshemmend, Acetylcholin ist für Lernen, Denken und Gedächtnis verantwortlich. Es ist der am längsten bekannte und am besten untersuchte Überträgerstoff.

Stoffwechsel der Nervenzellen

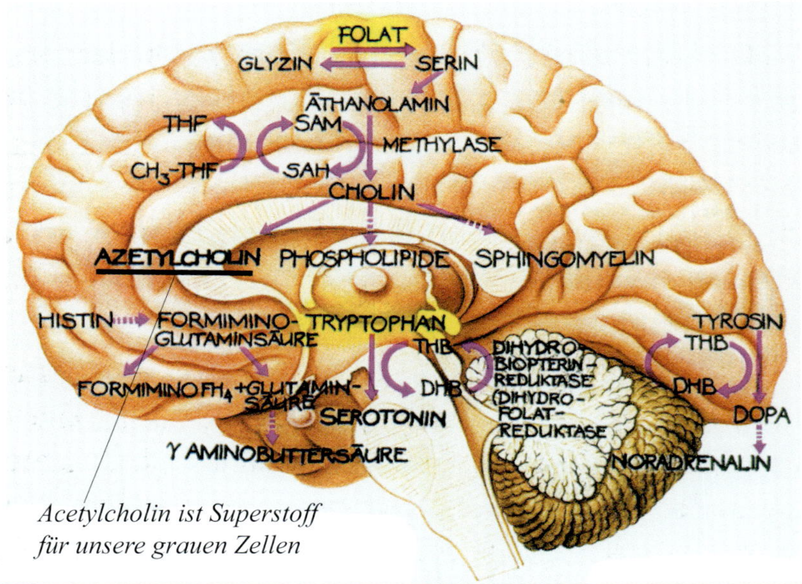

Acetylcholin ist Superstoff für unsere grauen Zellen

Der synaptische Spalt wird überbrückt, die Information wird weitergeleitet

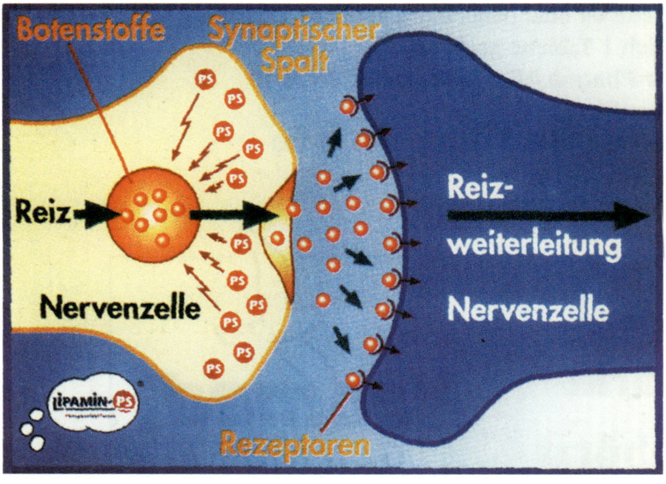

Aus diesem Grund finden wir im Großhirn (Frontal- und Temporalhirn) eine dichte Ansammlung acetylhaltiger Nervenzellen.

Acetylcholin wird nicht nur im Gehirn produziert, sondern auch im Muskel, wenn dieser bewegt wird. Die Acetylcholin-Moleküle werden aus kleinen Vorratsbläschen an den Nervenendigungen freigesetzt und docken an den benachbarten, für Acetylcholin passenden Rezeptoren an. Der Kontakt zwischen Acetylcholin und seinem Rezeptor ist nur von kurzer Dauer.

Acetylcholin gibt die Botschaft weiter, zieht sich zurück und wird sofort von einem Enzym abgebaut. Es entstehen Cholin und Essigsäure. Bei Bedarf wird Acetylcholin durch ein anderes Enzym wieder aufgebaut und in den Bläschen gespeichert. So reguliert Acetylcholin über das vegetative Nervensystem die Speicheldrüse, die Lunge, den Magen, den Darm, die Blase und die Geschlechtsorgane.

Es gibt Gifte, die entweder die Produktion von Acetylcholin hemmen, oder die Freisetzung beeinflussen, oder die Andockung des Botenstoffs am Rezeptor behindern. Etliche Arzneien und Umweltgifte, vermutlich auch Aluminium, Blei, Kadmium, Quecksilber und Kupfer wirken blockierend auf die Bildung des Acetylcholin-Rezeptoren-Systems ein.

Mediziner vermuten, dass bei der Alzheimer Krankheit ein Mangel an Acetylcholin krankheitsauslösend ist.

Wenn Metalle ins Gehirn eindringen und das Enzym Cholinacetyltransferase schwächen, können sie so einen Acetylcholinmangel hervorrufen.
Ein Mangel an Acetylcholin fördert das Wachstum von Belägen. In ähnlicher Form beeinträchtigt Aluminium die Enzyme Calzium/Calmodulin Kinase II und Alkalinphosphatase, indem es die Bildung der Neurofibrillenbündel fördert. Die Beläge und Bündel, die so entstehen, sind das Kennzeichen der Alzheimer Erkrankung.

Wenn der Botenstoff Acetylcholin im Gehirn mangelt, können die Nervenenden die eintreffenden Informationen nicht mehr richtig an die nächste Nervenzelle im Gehirn weiterleiten. Zudem sind auch andere Überträgerstoffe wie Adrenalin, Serotonin und Dopamin durch diese Stoffwechselstörung mitbetroffen.

Bei Alzheimer Patienten wird im Verlauf der Erkrankung immer weniger Acetylcholin produziert. Der zunehmende Botenstoffmangel macht sich durch Lern- und Erinnerungsstörungen bemerkbar.

Da das Acetylcholin im Körper aus Cholin (dazu sind die Aminosäure Glycin und Methionin notwendig) und Essigsäure gebildet wird, ist es möglich, bei nachlassendem Gedächtnis, Cholin bzw. das Cholin enthaltende Lezithin zu verabreichen. Außerdem kann Training und Meditation eine ganze Reihe von Botenstoffen mobilisieren wie Serotonin, Dopamin, Endorphine und Melatonin.

Der Erhalt der Gehirnfunktion hat für uns eine entscheidende Bedeutung. Auch unsere Gehirnzellen benötigen dringend Nährstoffe, vor allem solche, die den Erhalt der besonderen Eigenschaften der Nerven-Zellmembranen gewährleisten. Früher wurden täglich durch die Nahrung etwa 400 mg Phosphatidyl-Serin aufgenommen, heute sind es meist nur noch 50 mg. Lipamin-Lieferanten aus unserer Nahrung sind z.B. Weizenkeime, Bierhefe, Hülsenfrüchte (Sojabohnen) sowie einige Gemüsearten.

Wenn der Körper nicht in der Lage ist, ausreichende Mengen der so wichtigen Lipamine zu produzieren, kann man sie als Nahrungsergänzung in Form von Lipamin-Präparaten zu sich nehmen. Lipamin-PS, das heute aus Sojabohnen gewonnen wird, stimuliert die Ausbildung von Nervendendriten und verbessert das Nervenzell-Netzwerk. Phosphatidyl-Serin hat auch Auswirkungen auf den Zellstoffwechsel und auf spezifische Neurotransmittersysteme, darunter das Acetylcholin-, das Noradrenalin-, das Serotonin- und das Dopamin-System.
So wird z.B. vermehrt Acetylcholin in größeren Mengen in den Synaptischen Spalt der Nervenzelle ausgeschüttet, wodurch es zu einer verbesserten und gesteigerten Leistungsfähigkeit kommt.

Phosphatidyl-Serin schützt auch die Zellen vor einer Schädigung durch Freie Radikale. Es kann durch die Blut-Hirn-Schranke ins Gehirn gelangen und eine besonders hohe Affinität zum Hypothalamus herstellen.

Gehirnschäden durch Alkohol und Nikotin

Englische Forscher warnen: „Einer von vier Demenzfällen wird durch den Genuss von Alkohol verursacht. Besonders Frauen trifft der gehirnschädigende Effekt stark."

Dr. Jane Marshall vom Maudsley Hospital in London meint: „Die Menschen denken, Demenz sei eine Erkrankung, die das Alter mit sich bringt, doch es ist nicht selten, dass der Alkohol seine zerstörende Wirkung auf das Gehirn ausübt, was die meisten übersehen."

Die Forscher sind sich sicher, dass **zwischen 10 und 24 Prozent der 700 000 Demenzfälle in Großbritannien auf Alkoholgenuss zurückzuführen sind.** Je früher ein Mensch zu trinken beginnt, desto eher können sich Demenzerscheinungen zeigen. Die Mediziner wollen erreichen, dass die Bevölkerung vorsichtiger mit dem Genussmittel Alkohol umgeht - vor allem der junge und weibliche Anteil.

Alkohol spricht nicht nur einen einzelnen Rezeptor im Gehirn an, wie Heroin oder Kokain, sondern löst verschiedene, teils widersprüchliche biochemische Mechanismen aus. Alkohol wirkt unter anderem auf den Rezeptor für Gamma-Amino-Buttersäure im zentralen Nervensystem, was die neuronale Aktivität dämpft. Der Mensch fühlt sich zunächst enthemmt und mutiger, dann aber müder und schlapp, **doch jeder Schluck Alkohol entspricht einem Angriff auf das Gehirn.**

Die Blut-Hirn-Schranke wird vom Alkohol mühelos überwunden. Im Gehirn angelangt, verdrängt Alkohol zunächst den Botenstoff. Ab diesem Zeitpunkt strömen ungehindert schädigende Substanzen wie Chlorid und Kalium in die Nervenzellen; dadurch verschließen sich die kleinen Blutgefäße, wodurch Zellen absterben können.

Die Hirnforscherin Carol Ann Paul, Universität Boston, hat Gehirne von Erwachsenen mit Alkoholproblemen untersucht und erkannt, dass deren Gehirne regelrecht geschrumpft waren.

Dr. Stefan Bleich, Poliklinik für Psychiatrie und Psychotherapie in Erlangen, warnt, **dass sich durch Alkohol auch Homocystein bilden kann.** Dieser wirkt im Gehirn als falscher Botenstoff und schädigt die Gehirnzellen.

Dr. Batmanghelidj hat festgestellt, dass Alkohol die Sekretion von Vasopressin aus der Hypophyse, ein Hormon das den Wasserkreislauf reguliert, unterdrückt. Der Mangel an Vasopressin im Kreislauf führt zu einer kompletten Dehydrierung (Wassermangel) - auch in den Gehirnzellen, **was eine ernsthafte Austrocknung der empfindlichen Zellen zur Folge hat.**

Alkohol liefert überflüssige Kalorien und produziert freie Radikale, die den Alterungsprozess beschleunigen. Außerdem können größere Mengen Alkohol auch Leberschäden, Verfettung und Leberzirrhose verursachen. Es können auch Schäden am zentralen und peripheren

Nervensystem sowie an Speiseröhre, Magen und oberem Dünndarm auftreten; ja Alkohol kann den ganzen Organismus schädigen.

Nicht nur Alkoholiker, auch Raucher haben ein höheres Risiko, an Alzheimer und anderen Demenzen zu erkranken, als Nichtraucher. Das ergab eine jetzt in der Fachzeitschrift „Neurology" veröffentlichte Studie. Niederländische Forscher kamen zu der Feststellung: Rauchen erhöht das Risko für Erkrankungen der Gehirngefäße, diese wiederum stehen in Verbindung mit Demenz.

Andere Mechanismen können mit dem oxidativen Stress zusammenhängen. Dieser kann Zellen in den Blutgefäßen beschädigen und zu einer Verhärtung der Gehirnarterien führen.

Bei Rauchern ist der oxidative Stress erhöht, was auch bei Alzheimer beobachtet werden kann. Oxidativer Stress tritt dann auf, **wenn es zu viele freie Radikale im Körper gibt.** Die Lunge des Rauchers ist einer enormen Flut von Oxidantien ausgesetzt, durch die Inhalation des Tabakrauchs. Ein einziger Zigarettenzug befördert bis zu 10^{15} (das ist eine 10 mit 15 Nullen), freie Radikale in die Lunge der Konsumenten.

Nikotin regt das vegetative Nervensystem an, wodurch Blutdruck und Puls erhöht werden und die körperliche Abhängigkeit entsteht. Gleichzeitig werden ähnlich wie beim Kokain- oder Heroinkonsum Glückshormone ausgeschüttet, was zur psychischen Abhängigkeit führt.

Im Herz-Kreislaufsystem verursacht Nikotin eine Verengung der Blutgefäße und führt dadurch zu Durchblutungsstörungen. **Außerdem lässt Nikotin die Blutfett- und Blutzuckerwerte ansteigen.** Dies erhöht neben den schädlichen Auswirkungen auf das Gefäßsystem das Risiko für die Alzheimer Krankheit.

Im Allgemeinen mangelt es an genauen Kenntnissen über die Alzheimer Demenz. Eine Untersuchung von Wissenschaftlern rund um Colleen Jackson von der University of Connecticut mit rund 690 Erwachsenen ergab, dass die Teilnehmer aus den USA, Kanada, England, Schottland und Irland nicht unbedingt gut über Risiko- und Schutzfaktoren von Demenz Bescheid wissen. 64 Prozent der Befragten lagen z.B. falsch mit ihrer Annahme, dass Alzheimer und Adipositas oder Bluthochdruck nicht in Verbindung stehen würden. 66 Prozent wussten auch nicht, dass hoher Stress einen Risikofaktor darstellt bzw. 34 Prozent war nicht bekannt, dass Bewegung ein möglicher Schutzfaktor ist. Immerhin aber wussten 94 Prozent, dass Alzheimer nicht zu den „normalen" Alterungserscheinungen gehört und dass eine Entstehung nicht ausschließlich auf genetischen Faktoren beruht. (APA).

Deshalb wollen wir uns in den beiden letzten Kapiteln dieses Buches noch eingehend damit beschäftigen, wie wir Demenz verhindern oder was wir tun können, wenn erste Anzeichen gegeben sind.

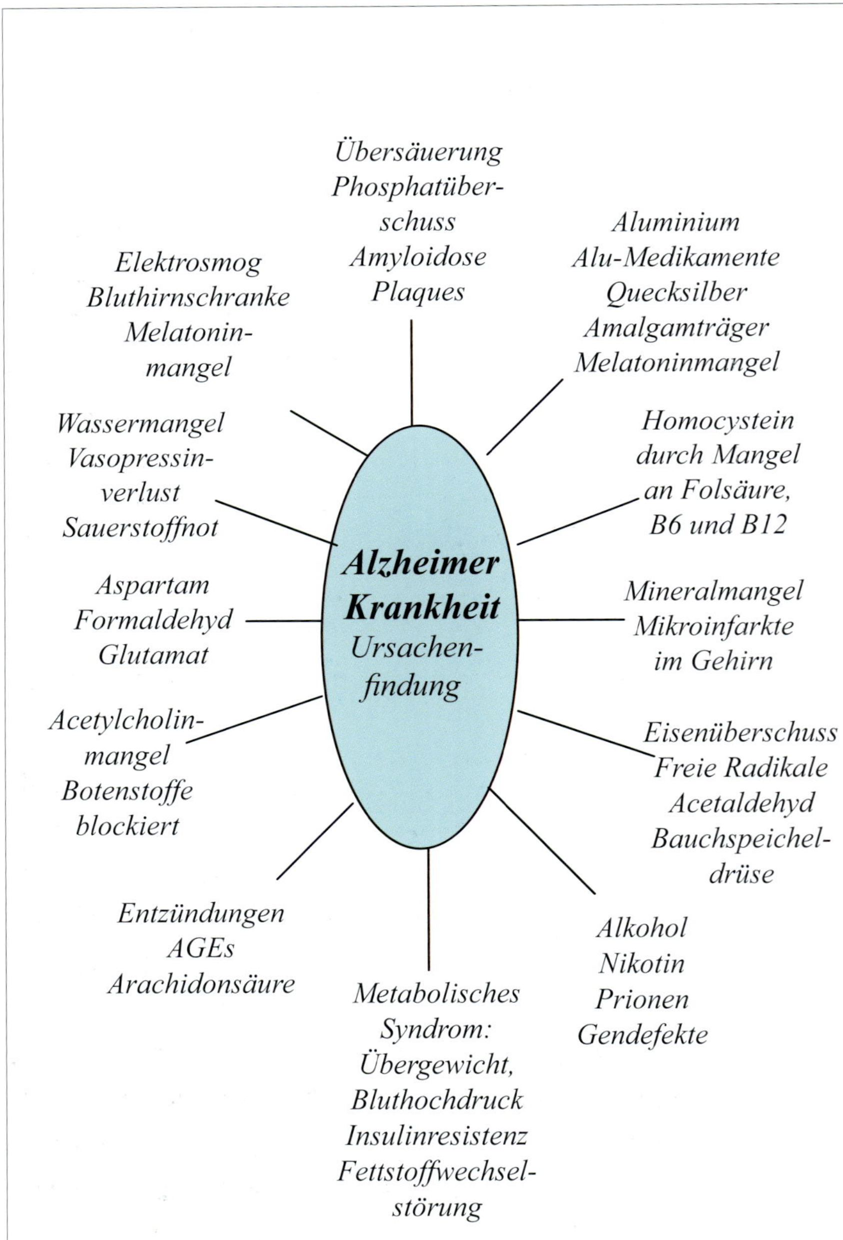
Übersäuerung
Phosphatüber-
schuss
Amyloidose
Plaques
Aluminium
Alu-Medikamente
Quecksilber
Amalgamträger
Melatoninmangel
Elektrosmog
Bluthirnschranke
Melatonin-
mangel
Wassermangel
Vasopressin-
verlust
Sauerstoffnot
Homocystein
durch Mangel
an Folsäure,
B6 und B12
Alzheimer
Krankheit
Ursachen-
findung
Aspartam
Formaldehyd
Glutamat
Mineralmangel
Mikroinfarkte
im Gehirn
Acetylcholin-
mangel
Botenstoffe
blockiert
Eisenüberschuss
Freie Radikale
Acetaldehyd
Bauchspeichel-
drüse
Entzündungen
AGEs
Arachidonsäure
Alkohol
Nikotin
Prionen
Gendefekte
Metabolisches
Syndrom:
Übergewicht,
Bluthochdruck
Insulinresistenz
Fettstoffwechsel-
störung

Wie man Alzheimer Demenz vermeiden kann

Wer Alzheimer Demenz vermeiden will, sollte genau die Zusammenhänge kennen und auch erkennen, um dann dementsprechend reagieren zu können. Wenn eine Krankheit nur eine Ursache hat, ist es viel leichter, Maßnahmen zu treffen. Wenn aber wie bei Alzheimer Krankheit eine multikausale Erkrankung mit vielerlei Ursachen vorliegt, dann ist es wesentlich schwieriger. Trotzdem gibt es Ansätze, die Krankheit zu verhüten.

Der renommierte Alzheimer-Forscher, Konrad Beyreuther, vertritt inzwischen die Auffassung, **dass erst freie Radikale dazu führen, dass sich im Gehirn die typischen Amyloid-Plaques bilden.** Diese zerstören die Nervenzellen-Kontakte und sind damit von entscheidender Bedeutung für die Entstehung und den Verlauf der Krankheit.

Wenn wir die freien Radikale aufgreifen, als ein Mitauslöser der Krankheit, so müssen wir feststellen, dass gerade im Stoffwechsel die freien Radikale eine Rolle spielen, **also die Ernährung mit ein wesentlicher Faktor der Ursachen ist.** Auch die ionischen Metalle (Eisen, Aluminium, Quecksilber) können zu einer immensen Produktion der freien Radikale beitragen. Eine meist bestehende Übersäuerung - 90 Prozent der Deutschen sollen zur Kategorie „saurer Mensch“ gehören - kann die Metalle im Schwebezustand halten **und damit die Überproduktion der freien Radikale fördern.**

So gilt auch bei der Alzheimer Demenz, wie ich es bereits in meinem Buch „Krebs unser Schicksal?“ erwähnt habe, was Hippokrates verkündet hat: **„Die Heilkunst besteht in der Wegnahme des Überschüssigen und im Zusetzen des Fehlenden.“**

Ein großer Teil des Schutzes vor der Alzheimer Krankheit liegt in der Tat in der **Wegnahme bzw. in der Vermeidung des Überschüssigen.** So gilt dies für die freien Radikale sowie für das Übergewicht und die Übersäuerung, denn sie bilden das Milieu für die Entwicklung von Bakterien, Pilzen und Parasiten, reizen Mastzellen, Histamin zu erzeugen, was zu Entzündungen führt und belasten das Säure-Basen-Gleichgewicht, woraus sich dann Mineralmangel ergeben kann.
Auch Phosphatüberschüsse sind zu meiden, diese können Kalzium-Mangel und Gehirnblockaden auslösen. Bei hohem Phosphordruck (z.B. aus Fleisch, Wurst und tierischem Eiweiß) ergibt sich kein Sauerstoffdruck. **Unser Gehirn braucht dringend Sauerstoff. Phosphor verhindert die Bindung des Eisens an die Blutkörperchen und damit den Sauerstoff.** Durch Phosphor kann sich auch ein überreizter Zustand (Dauerstress) ergeben, der viel zu hoch ist und im Großhirn die Funktion blokkiert. **Das Phosphat-Kalzium-Gleichgewicht ist ebenso wichtig wie das Säure-Basen-Gleichgewicht.**

Auch überschüssige Arachidonsäure (wie Phosphor in Fleisch, Wurst, Ei usw.) sollte vermieden werden, weil dies zu entzündungsfördernden Gewebshormonen führt. Eiweißmast ist ebenfalls gefährlich, weil unser Körper überschüssige Eiweiße in den Kapillaren ablagert, wodurch die Sieb-Funktion der Wand der Blutgefäße leidet und zum Anstieg des Cholesterinspiegels führen und auch Diabetes auslösen kann. Wird zu viel erhitztes Eiweiß gegessen, entstehen im Darm Fäulnisstoffe. Wenn das Blut durch zu viel Eiweiß dick und trübe wird, fließt es langsamer durch die Blutgefäße und **die Folge ist dann erhöhter Blutdruck.**

Auch weißer Zucker und zuckerhaltige Getränke (Cola) sollten gemieden werden, weil beim Abbau des Zuckers Acetaldehyd gebildet wird, der Neurotransmitter (Botenstoffe) zerstören und Mineralmangel auslösen und das Denkvermögen beeinflussen kann.

Auf Genussmittel (Alkohol, Nikotin) sollte verzichtet werden, weil dadurch zusätzlich freie Radikale entstehen können. Die Schädigung der Zelle durch freie Radikale kann die Energieproduktion in der Zelle verlangsamen und auch die Nervenfortsätze und **das Verschwinden von Synapsen bewirken, was einen dramatischen Rückgang der Kommunikationsfähigkeit der Zellen nach sich zieht.** Es können auch Gehirnschäden und degenerative Erkrankungen des Gehirns auftreten, also **Alzheimer Demenz.** Wenn durch freie Radikale Entzündungen entstehen, können dadurch Gehirnzellen oxidieren, auch Zellen können verkrüppeln,

Wassertransportsystem in den Nerven

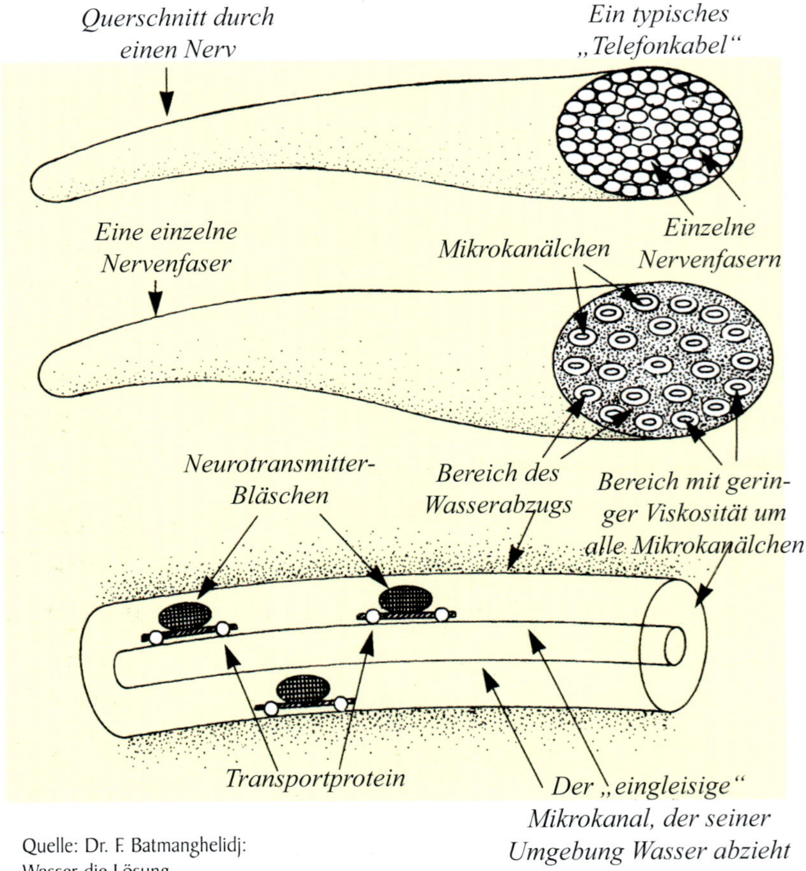

Quelle: Dr. F. Batmanghelidj:
Wasser die Lösung,
VAK Verlag, Freiburg.

Schematische Darstellung einer einzelnen Nervenfaser und das Wassertransportsystem entlang der Mikrokanälchen. Sie wirken wie Ableitungsrohre und schaffen Bereiche mit geringer Zähigkeit, indem sie aus angrenzenden Zellräumen das Wasser abziehen.

dass sie nicht mehr länger Glukose (Gehirnnahrung) aufnehmen können. Freie Radikale schädigen nicht nur die Fett- und Aminosäuren der Zellmembranen, sondern oxidieren auch die Botenstoffe, wie z.B. Dopamin.

Zum guten Glück gibt es sogenannte Radikalenfänger, die bekanntesten sind die Vitamine C und E und Carotinoide, insbesondere Beta-Carotin. Ein großes Heer an Radikalenfängern wirkt als effektive Altersbremse.

Noch wäre aber die Wasserfrage zu klären. **Unser Gehirn besteht zu 75 Prozent aus Wasser.** Wichtig ist es deshalb, genügend Wasser zu trinken, denn durch Wassermangel können Gehirnzellen schrumpfen und die Mineralversorgung kann behindert werden, was Gehirnfunktionen verlangsamen oder stören kann.

In den Zellen unseres Gehirns werden Neurotransmitter gebildet und zu ihrem Bestimmungsort transportiert. Dabei übermitteln sie die Botschaften auf dem Wasserweg. Es scheinen kleine Wasserwege oder Mikroströme entlang der Nerven zu existieren, die das darin enthaltene Material entlang dieser Leitbahnen fließen lassen.

Wenn der Wassergehalt des Körpers normal ist, laufen die Funktionen unbemerkt ab. Hat der Körper jedoch Wassermangel, ist er stark dehydriert, wird die wasserregulierende Aktivität des Histamins übersteigert, **wodurch es zu Entzündungen kommt, die dann auch Gehirnzellen oxidieren und schädigen können.**

Natürliche Hilfe für das Gehirn

Bislang gibt es keine ursächliche Therapie bei Alzheimer Demenz, wohl aber vielfältige Hilfe, die Symptome und den Krankheitsverlauf zu begleiten. **Es gibt Möglichkeiten, die Gedächtnisleistung zu verbessern und Verhaltensstörungen zu lindern und positiv zu beeinflussen.** Nach dem Rat des Hippokrates wäre „das beste Mittel eine Krankheit zu verhüten, die Gesundheit."

Die Ernährung des Gehirns wird zu einem immer wichtiger werdenden Thema im Bereich der Gesundheitsvorsorge. Der Mensch und insbesondere sein Stoffwechsel ist ein herausragendes Wunderwerk.

Eine Ernährungsumstellung auf vegetarische Ernährungsweise mit einem großen Anteil an Obst und Gemüse spielt eine wichtige Rolle bei der Verhinderung von Langzeiteffekten und freien Radikalen.

Etwa 4000 verschiedene Antioxidantien, Flavonoide genannt, sind in dunkelfarbigen Früchten enthalten; z.B. in Heidelbeeren, Brombeeren, Preiselbeeren, Erdbeeren, Himbeeren, Trauben, Kirschen, Kiwis, Avokados, Spinat usw. Besonders hohe Antioxidantienwerte haben Dörrpflaumen und Rosinen, weil der Trocknungsprozess das Wasser entfernt und die Konzentration erhöht.

Insbesondere das Flavonoid **Quercetin** schützt die Gehirnzellen. Quercetin ist in Äpfeln enthalten, vor allem in den Schalen; durchschnittlich 4 Milligramm.

Quercetin ist auch in Zwiebeln, Heidelbeeren und Preiselbeeren enthalten.

Dr. Joseph hat im Versuch mit Mäusen festgestellt, dass durch Heidelbeeren **das Gehirn verjüngt wurde** und motorische und kognitive Defekte rückgängig gemacht wurden. Es hatten deutliche Zellveränderungen stattgefunden, die mit einer Verjüngung im Zusammenhang standen.

Lange hat man an dem Dogma festgehalten, die Zahl der Nervenzellen, der Neuronen, im fertig entwickelten Gehirn nehme mit der Zeit unaufhaltsam ab, weil es keinen Nachschub gebe. Dies wird jetzt durch Forschungsergebnisse widerlegt. Demnach kommt es nicht nur im Gehirn von Tieren, sondern auch in dem des Menschen lebenslang zur Geburt von Neuronen. Wie die Gruppe um Peter S. Erikson und Fred H. Gage erforscht hat, **gibt es im Hippocampus offenbar eine Region, in der ein Leben lang neue Nervenzellen geboren werden.** (Nature Medicine, Bd.4, S.1207 und 1313).

Die Schaltzentrale „Gehirn" sollte optimal mit Vitalstoffen versorgt werden. Dies kann allerdings nur in ausreichendem Maße geschehen, wenn die lebenswichtigen Vitalstoffe auch **in ausreichender Menge** und idealer Komposition zugeführt werden.

Niemand erwartet, dass man einen Elektromotor mit Benzin antreibt. Es ist offensichtlich, dass Gehirnzellen noch viel sensibler als die übrigen Organe auf Nährstof-

fe und chemische Substanzen in unserer Ernährung reagieren.
Im Hinblick auf eine geeignete Ernährung für eine optimale Gehirnfunktion ist deutlich geworden, dass es wichtig ist, **alles zu vermeiden, was die Gehirnzellen und damit auch unser ganz persönliches Denken, Empfinden und Reagieren in Gefahr bringt**. Darunter sind in erster Linie die gesättigten und belastenden Fette, aber auch Vitaminmangel (besonders schädlich ist der Mangel an den Vitaminen des B-Komplexes), aber auch Mineral- und Wassermangel.
Es ist vor allem eine geeignete Vitalstoffzufuhr mit genügend Antioxidantien wichtig, um die heute gesteigerte Radikalenbildung und damit **frühzeitige Vergreisung in Schach zu halten** und dem Körper die Nahrung zu geben, die er braucht, damit die Zellmembranen elastisch bleiben und die Botenstoffe, insbesondere auch Serotonin, ausreichend zur Verfügung stehen.
Unsere Gehirnzellen benötigen dringend Nährstoffe, vor allem solche, die den Erhalt der Zellmembranen gewährleisten. Ganz besonders die Synapsen (Kontaktstellen) brauchen Flexibilität. Die Anzahl der synaptischen Verbindungen werden auf etwa 100 Billionen geschätzt.
Sogenannte Phospholipide bzw. Membranlipide steuern eine Vielzahl von Vorgängen, wie die Nährstoffversorgung der Zelle und auch die Zell-zu-Zell-Kommunikation. Fette und Glukose haben also eine unmittelbare Auswirkung auf Gehirnzellen und Gehirnfunktion.

Lipamin-PS (Lezithin) ist ein spezieller Nährstoff für die Nervenzellen des Gehirns. Er wird im Körper aus der Aminosäure L-Serin sowie aus Glycerophosphat und zwei Fettsäuren gebildet. Es ist das wichtigste Phospholipid im Gehirn. Phosphatidyl-Serin hat auch Auswirkungen auf den Zellstoffwechsel und auf spezifische Neurotransmittersysteme, darunter das Acetylcholin-, das Noradrenalin-, das Serotonin- und das Dopamin-System.

Früher wurden täglich durch die Nahrung etwa 400 mg Phosphatidyl-Serin aufgenommen, heute sind es meist nur noch 50 mg. Lipamin-Lieferanten aus unserer Nahrung sind z.B. Sauermilch, Weizenkeime, Bierhefe, Hülsenfrüchte (Sojabohnen) sowie einige Gemüsearten.

Wenn der Körper nicht in der Lage ist, ausreichende Mengen der so wichtigen Lipamine zu produzieren, kann man sie als Nahrungsergänzung in Form von Lipamin-Präparaten z.B. „Serrania", zu sich nehmen.

Wichtig fürs Gehirn sind auch die Vitamine C und E. Sie sind fähig, freie Radikale zu neutralisieren. Ohne Vitamin E z.B. unterliegen die fettigen Bestandteile des Gehirns der Gefahr, dass sie peroxidieren und **dass Blutgefäße im Gehirn verhärten können.** Ein Mangel an Vitamin E lässt die Axone der Nervenzellen degenerieren und führt dazu, dass eventuell das Kleinhirn schrumpft. **Vitamin E stoppt die Kettenreaktion der freien Radikale** und reduziert zellzerstörende Entzündungen. Vitamin C ist auch ein starkes Antioxidans (Radikalenfänger) und **wichtig zur Bildung von Neurotransmittern.** Es erleichtert auch die Weiterleitung von Reizen im Gehirn, indem es die elektrischen Impulse beeinflusst). Das Gehirn braucht auch Vitamin C, um Dopamin herzustellen.

Die B-Vitamine sind Nervenvitamine und auch Stoffwechselvitamine. Vitamin B-Mangel (wie er heute sehr oft zu finden ist) behindert das Gehirn, genügend Glukose zu verarbeiten, was zu Energiemangel und zur Überreizung der Nervenzellen (Neuronen) führen kann.

Im Folgenden sind einige Komponenten herausgegriffen, die **für die Versorgung des Gehirns und des Nervensystems positiv sind.** Es geht nicht um den Anspruch auf Vollständigkeit. Die eigenen Erfahrungen haben den höchsten Stellenwert.

Ginkgo - es existieren umfangreiche wissenschaftliche Studien zu Alzheimer Behandlungen mit Ginkgo-Extrakt. Es wurde auch nachgewiesen, dass Gedächtnisverbesserungen bei Gesunden eintreten können. Ginkgo erweitert die Blutgefäße und soll auch die Durchblutung des Gehirns verbessern.

Hippokrates verwendete **Wermut** bei nachlassendem Gedächtnis. Ein Extrakt aus Wermut aktiviert die Acetylcholinrezeptoren im Gehirn und kann deswegen das Nachlassen der Gedächtnisfunktion bei Alzheimer Patienten aufhalten. Günstig kann sich dabei auch Heidelberger's 7 Kräuter-Stern auswirken.

Johanniskrautextrakt bewirkt auch Stimmungsaufhellung und eine Verbesserung der Hirnleistung.

Weizenkeime, Weizenkeimöl - liefern Vitamin E und Q10. Vitamin E ist ein Superantioxidans für unser Gehirn.

Zedernussöl kann der Verklumpungsneigung im Blut entgegenwirken und den Blutdruck senken, bei Einnahme von 3 mal 1 Teelöffel täglich über 3 bis 6 Monate.

Hagebuttenkernöl - liefert Vitamin E und OMEGA 3 und 6 Fettsäuren.

Hefeflocken (Edelhefe) - liefert B-Komplex. Je mehr B-Vitamine im Blut, desto besser das Gedächtnis.

Flüssige Bierhefe - liefert Vitamin B-Komplex, Zink, Chrom und weitere Mineralien.

Hirse und Braunhirse enthalten die B-Vitamine, Lezithin und Mineralien in ihrer Urform. Zu empfehlen sind auch fermentierte Braunhirse und Soja-Produkte.

Fermentierte **Aprikosenkerne** (Sojall Aprico) enthält Vitamin B17, Quercetin, Beta-Carotin, Magnesium und hohen Gehalt an Folsäure.

Sojall Vita-Power enthält fermentierte Weizenkeime, fermentierten Sanddorn, fermentierte Traubenkerne (Antioxidanz) und fermentiertes Topinambur.

OPC (Oligomere Proanthocyanidine) zählen zu den Poliphenolen und sind starke Antioxidantien. Es gibt auch Produkte, die aus einer Mischung von Traubenkernpulver und Acerolapulver bestehen.

Coenzym Q 10 ist wichtig für die Zellatmung und wird als Zündfunke des Lebens bezeichnet. Ein besonderer Radikalenfänger und auch wichtig als Herzstärker.

Blaugrüne AFA-Algen liefern den gesamten Vitamin B-Komplex, Aminosäuren und essentielle Fettsäuren, Vitamin E und Antioxidantien. Wichtig bei niedrigem Acetylcholinspiegel. B-Vitamine und Folsäure heben den Serotoninspiegel an. In den Klamath-Algen sind auch wichtige Stoffe für die Zellatmung. Ebenso günstig ist **Gersten- und Weizengras-Saft.**

Sanddornsaft, Berberitzenbeeren, Kiwis usw. - liefern Vitamin C als Schutzschild fürs Gehirn.

Heidelbeersaft, roter Traubensaft, Karottensaft usw. (gut einspeicheln) liefern Antioxidantien und Glukose sowie Gerbstoffe und sekundäre Pflanzenstoffe fürs Gehirn.

Rosinen, Datteln, Backpflaumen, Blaubeeren, Erdbeeren, Brombeeren, Himbeeren, Preiselbeeren usw. - liefern Glukose fürs Gehirn und Antioxidantien. Insbesondere Blaubeeren haben eine antioxidative Superkraft fürs Gehirn.

Grüner Tee enthält 4 mal so viel Vitamin C wie Zitrone, 130 verschiedene Wirkstoffe, Vitamine, Mineralien und Spurenelemente. Außerdem viel Zink für die Gehirnfunktion und Germanium.

Natürlich hilft auch eine regelmäßige, moderate, sportliche Aktivität (z.B. Nordic Walking, Wandern, Radfah-

ren, Schwimmen) dabei, Entzündungen zu bekämpfen und Sauerstoff zu tanken.
Zusammenfassend kann gesagt werden, dass eine vegetarische Ernährungsweise, wie sie z.B. das Waerland-System vorschlägt, mit einem großen Anteil an Rohkost, Gemüsen und Obst eine wichtige Nährstoff-Basis für eine optimale Gehirnfunktion ist und uns vor vielen Schadwirkungen, die die Alzheimer Krankheit auslösen, bewahren kann. Das metabolische Syndrom zu überwinden, ist dazu eine notwendige Voraussetzung.
Besondere Aufmerksamkeit ist auch den Belastungen des Elektrosmogs zu widmen, da insbesondere die Zirbeldrüse (Epiphyse) in Mitleidenschaft gezogen wird. Dadurch ausgelöster Melatoninmangel ist eine enorme Schwächung der körperlichen Widerstandskraft, denn Melatonin ist ein Haupt-Antioxidanz. **Gerade die Wiederherstellungskräfte und Abwehrkräfte unseres Organismus sollen gefördert, unterstützt und eventuell sogar gesteigert werden.**
Dr. med. H. Hilmann meint: „Zweifellos kommt aber ein gewaltiges Problem auf die Gesellschaft zu, das nicht allein mit Geld oder Rentenzahlunen zu lösen ist. Vielmehr erfordert die Alzheimer-Krankheit jene menschlichen Eigenschaften, die in der gegenwärtigen Konsumwelt mehr und mehr verkümmern. Nämlich Selbstlosigkeit, Nächstenliebe, Güte und Barmherzigkeit.“

Quellenverzeichnis

Ärztezeitschrift für Naturheilverfahren, 38/7 (1997), Döll, Michaela, Dr.: Oxidative Gefährdung durch Tabakrauch
Batmanghelidj, Faridun, Dr.: Wasser, die gesunde Lösung, VAK-Verlag, Freiburg
Blank, Louis: Alzheimer - Gegen das Vergessen, Ratgeber Bettendorf, München
Brauchle, Alfred, Prof.: Das große Buch der Naturheilkunde, Prisma Verlag, Gütersloh
CoMed 11/01, Rudat, Karl-Heinz,: Gehirnnährstoffe,
Herder: Lexikon der Biochemie, Spektrum, Akad. Verlag, Heidelberg
Focus 32/2009, Kunz, Martin: Zerfall im Zenit
Hejny, Mathias: Jung älter werden, Markt+Technik Verlag, München
Kelen, Sophie: Vorsicht, Alkohol kann Demenz verursachen, Gesundheit Pro 2.12.98
Kneipp-Blätter 9/96, Hillmann, Dr. med:: Immer mehr Fälle von Alzheimer-Krankheit
Kuklinski/Lunteren: Neue Chancen, LebensBaum-Verlag Bielefeld
Lakhovsky, Georges: Das Geheimnis des Lebens, Verlag für Ganzheitsmedizin, Essen
Naturarzt,11/2004, Findelmann, Volker, Dr. med.: Gedächtnis erhalten mit dem Baum des Lebens
Natur&Heilen 10/2006, Döll, Michaela, Dr.: Naturkunde,
Natur&Heilen 6/94, Leibold, Gerhard: Alzheimer Demenz - die neue Seuche
Neue Apotheker Illustrierte 15.12.2002, Schaller, Katrin, Dr.; Alzheimer, Neue Wege in der Therapie
Peuser, Michael: Kapillaren bestimmen unser Schicksal, Sao Paulo M. Peuser 2000
Popp, Fritz-Albert, Prof: Die Botschaft der Nahrung, Zweitausendeins, Frankfurt
Rath internat.10/07, Rath, Mathias, Dr.: Medizin Professor schwört auf grünen Tee
Simonoff, Gabriel: Das Lange Leben, Rohwolt Verlag, Hamburg
Schatalova, Galina: Wir fressen uns zu Tode, Goldmann Verlag, München
Ulmer, Günter, A.: Unser Lebenskapital Gesundheit, G. A. Ulmer Verlag, Tuningen
Ulmer, Günter, A.: Krebs unser Schicksal? G. A. Ulmer Verlag, Tuningen
Ulmer, Günter, A.: Gefährdet Fleischgenuss unsere Gesundheit? G. A. Ulmer Verlag
Ulmer, Günter, A.: Sich jung erhalten und gesund alt werden, G. A. Ulmer Verlag
Ulmer, Günter, A.: Krank durch Wellen- und Elektrosmog? G. A. Ulmer Verlag
Ulmer, Günter. A.: Lebensenergie und Gesundheit, G. A. Ulmer Verlag
Ulmer, Günter, A.: Ernährung mit Vernunft, G. A. Ulmer Verlag
Ulmer, Günter, A.: Gesundheitswunder Chlorophyll, G. A. Ulmer Verlag
Waerland MH. 1/2003, Ulmer G. A.: Körpereigener Botenstoff Histamin
Waerland MH. 1/2002, Ulmer, G. A.: Alterungsprozesse beginnen im Kopf
Waerland MH, 2/97, Ulmer, G. A.: Ohne Eisen keine eiserne Gesundheit
Waerland MH. 11/00, Ulmer, G. A.: Wieviel Säure verträgt der Mensch?
Waerland MH. 3/03, Ulmer, G. A,: Freie Radikale, eine Gefahr für unsere Gesundheit
Waerland MH. 4/5/08, Ulmer, G. A.: Das Geheimnis der lebenswichtigen Zellatmung
Waerland MH. 5/05, Ulmer, G. A.: Arachidonsäure, Freund / Feind unserer Gesundheit?
Wandtner, Reinhard: Ein Jungbrunnen im Gehirn des Menschen, FAZ, 2.12.1998
Wandmaker, Helmut: Alzheimer, Natürlich Leben 1/1998
Wunder der Wissenschaft 1/08, Palu, Daniela,: Wie Alkohol das Gehirn verändert

Register

Bücher aus dem Günter Albert Ulmer Verlag

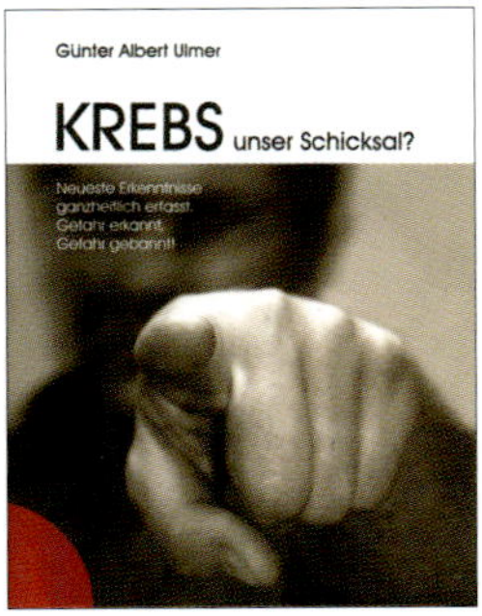

Krebs unser Schicksal?
G. A. Ulmer

Krebs ist wohl die größte Geißel der Menschheit, trotz vielen ärztlichen Bemühungen. Die große Frage ist diese: Ist Krebs wirklich eine Krankheit oder nur das Ergebnis eines gestörten und entgleisten Stoffwechsels? Das Buch sucht die Entstehung des Krebsgeschehens in einem ganzheitlichen Blickwinkel zu erfassen und auch naturgegebene Lösungsvorschläge anzubieten.
240 S., geb., 35 Abb., ISBN 978-3-932346-67-5

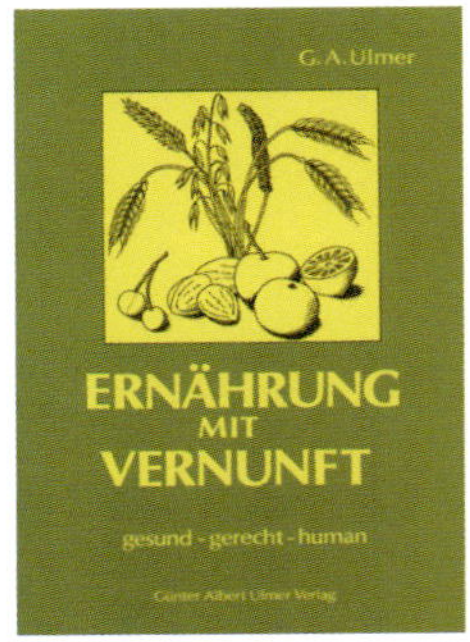

Ernährung mit Vernunft
G. A. Ulmer

Dieses Buch erschließt Grundlagen einer gesunden Ernährung. Die Nahrung bestimmt die Qualität des Blutes, das die Zellen unseres Körpers versorgt. Deshalb ist es sinnvoll, Wichtiges über die Zusammensetzung der Nahrungsmittel, über den Stoffwechsel und die Verdauung zu erfahren.
Mit 100 einfachen, erprobten Rezepten.
208 S., br., 236 Abb., ISBN 978-3-932346-64-4

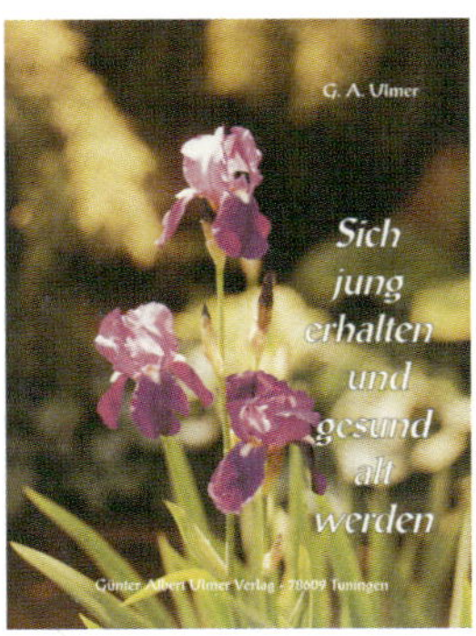

Sich jung erhalten und gesund alt werden
G. A. Ulmer

Das Altwerden ist nicht gleichbedeutend mit Krankheit oder Schwäche. Im Gegenteil, nach vielen gemachten Erfahrungen kann man neue Weichen stellen und neue Ziele definieren. Jeder hat die Chance, wie in diesem Buch gezeigt wird, sich jung zu erhalten und gesund alt zu werden.
208 S., geb., 37 Abb., ISBN 978-3-932346-40-8

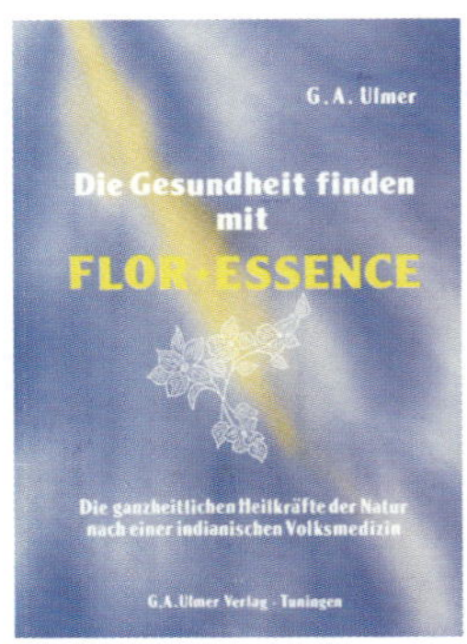

Die Gesundheit finden mit Flor*Essence
G. A. Ulmer

Dieses Buch stellt eine Kräutermischung vor, deren Grundrezept aus dem Naturheilschatz der Ojibwa-Indianer stammt. Flor*Essence hat eine besondere Wirkung auf den gesamten Organismus; sie baut das Blut auf, hilft der Verdauung, wirkt günstig auf die Darmflora, regt das Immunsystem an und reinigt den Körper.
88 S., br., 10 Abb., ISBN 978-3-924191-80-1

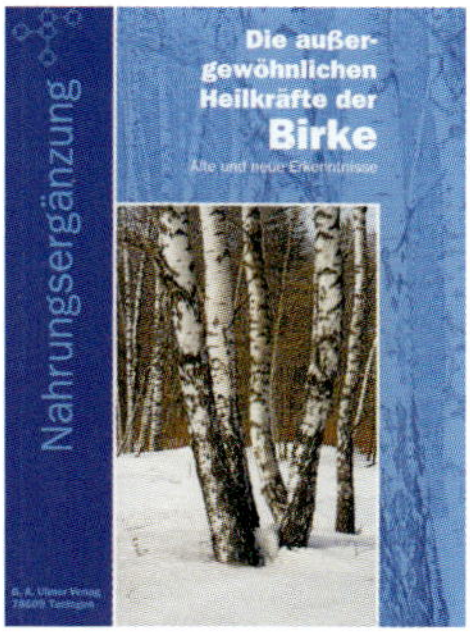

Die außergewöhnlichen Heilkräfte der Birke
G. A. Ulmer

Das Mineral- und Spurenelemente-Angebot in der Birke, insbesondere Molybdän vor allem in der Birkenasche, gibt Anlass dazu, sich mit diesen Mineral- und Spurenelementen ausführlicher zu beschäftigen, denn sie sind für unsere Gesundheit und zur Regenerierung des Körpers ungemein wichtig. Sie stehen uns in natürlicher Komposition zur Verfügung.
48 S., geb., 9 Abb., ISBN 978-3-932346-56-9

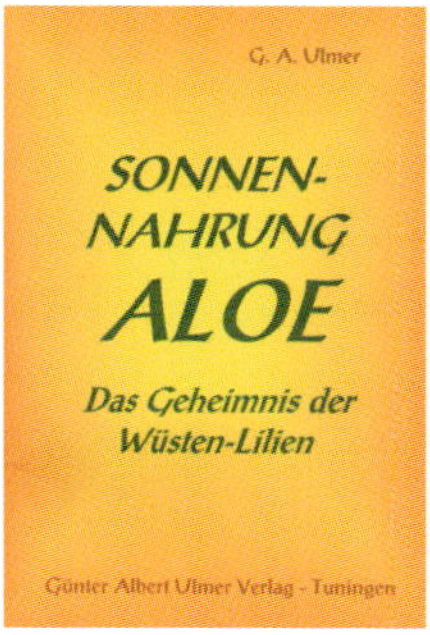

Sonnen-Nahrung Aloe
G. A. Ulmer

Die über 300 hoch wirksamen, lebenswichtigen Inhaltsstoffe der Aloe finden wir in der Natur nicht ein zweites Mal. Der Aloe-Saft ist eine äußerst wertvolle Nahrungsergänzung, denn er kann insbesondere mit seinem Hauptwirkstoff Acemannan die Körperzellen nähren, reinigen und die Widerstandskräfte des gesamten Organismus stärken.
57 S., geh., 9 Abb., ISBN 978-3-932346-36-1

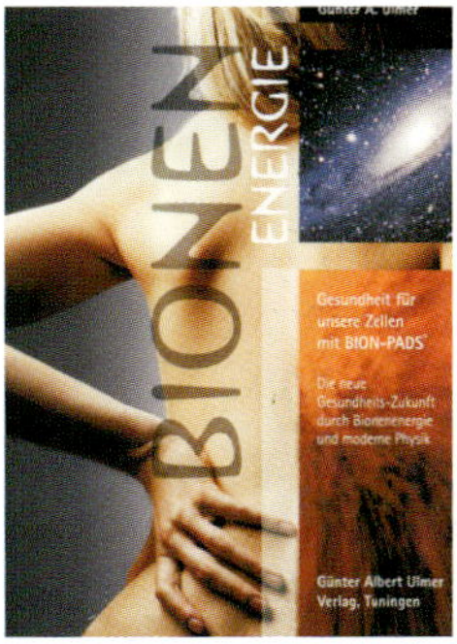

Gesundheit für unsere Zellen mit BION-PADS®
G. A. Ulmer

Die Informationen der Bion-Pads besitzen die Eigenschaft, dem erkrankten Zellstoffwechsel die biophysikalischen Frequenzen aufzuschwingen, wodurch eine Resonanz und damit ein geregelter Stoffwechsel erzielt werden kann. Dadurch können die Enzyme und die Nerven wieder in Harmonie gebracht werden.
80 S., 50 Abb., ISBN 978-3-932346-65-1

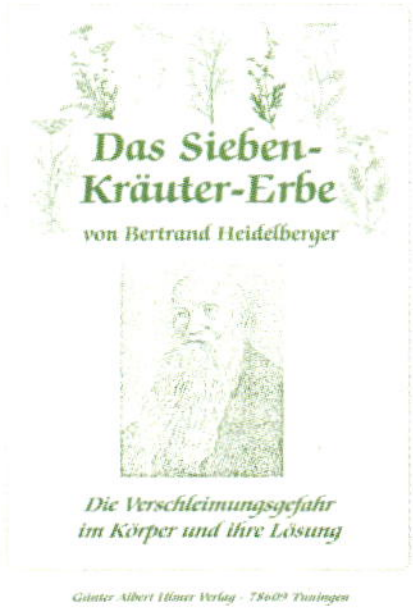

Das Sieben-Kräuter-Erbe von Bertrand Heidelberger

Das Ergebnis seiner über 50-jährigen Erfahrung auf dem Gebiet der Naturheilkunde hat Bertrand Heidelberger als Vermächtnis zur Verfügung gestellt. Er erkannte, dass zu viel und zäher Schleim Auslöser mancher Krankheiten sei. Jedes Einzelne der 7 Kräuter ist ein Wunder an Heilkraft und Wirksamkeit.
48 S., geh., 7 Abb., ISBN 978-3-932346-08-8

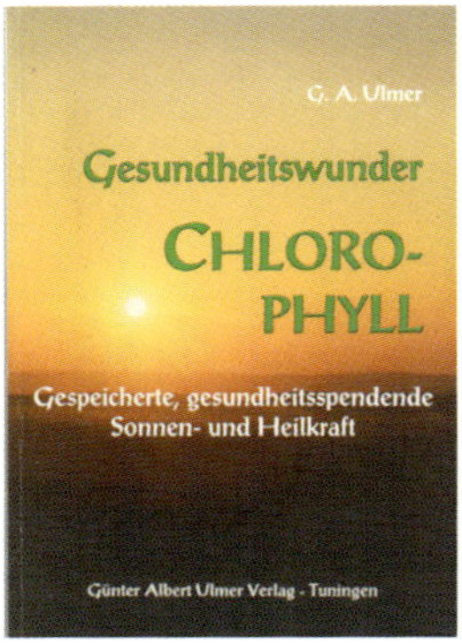

Gesundheitswunder Chlorophyll
G. A. Ulmer

Chlorophyll ist mit dem Blutfarbstoff Hämoglobin verwandt. So schafft es die Voraussetzung für ein gesundes Blut und eine gesunde Lymphe. Es hat auch eine positive Wirkung auf Herz und Nerven, wirkt durch seine hohen Basenwerte positiv auf die Darmflora und auf das Säure-Basen-Gleichgewicht des Körpers.
80 S., br., 13 Abb., ISBN 978-3-924191-99-3

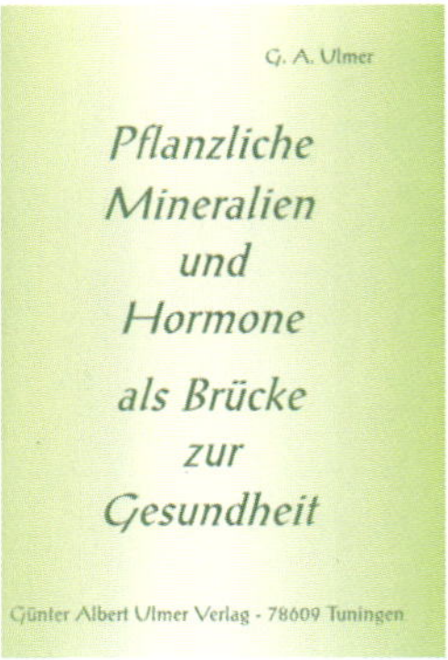

Pflanzliche Mineralien und Hormone als Brücke zur Gesundheit
G. A. Ulmer

Dieses Buch zeigt, dass ein guter Schutzeffekt auf Knochen, Blutfette und Herz durch Pflanzen-Östrogene erzielt wird. Sie sind im Soja und in Blütenpollen enthalten. Es berichtet auch über die reichhaltige Schatzkammer an Mineralien, die sich in der Hirse befinden.
48 S., geh., 7 Graf., ISBN 978-3-932346-42-2

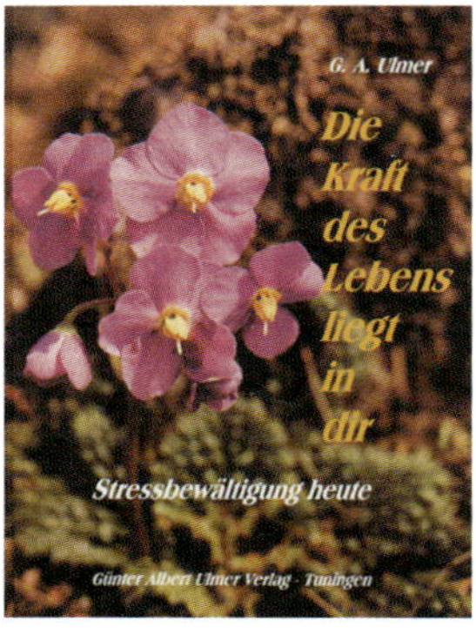

Die Kraft des Lebens liegt in dir – Stressbewältigung heute
G. A. Ulmer

Viele Menschen fühlen sich heute gestresst. Unsere Gesundheit baut sich auf sieben Grundsäulen auf: Natürliche Ernährung, bewusste Atmung, allseitige Muskelbewegung, systematische Haut- und Drüsenpflege, naturgemäßer Schlaf, reiche Flüssigkeitszufuhr und richtiges, positives Denken.
96 S., geb., 8 Farbb., ISBN 978-3-924191-98-6

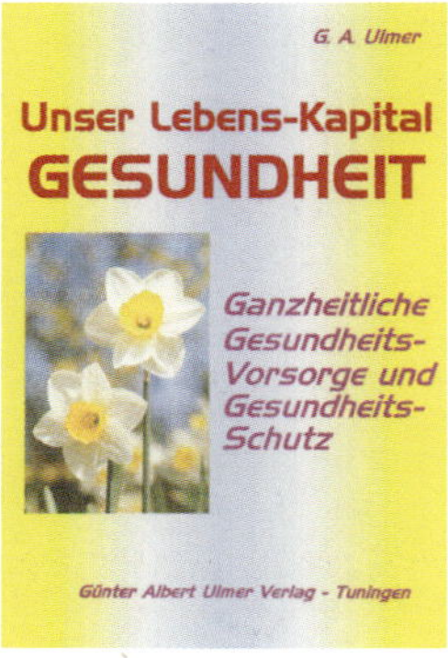

Unser Lebens-Kapital Gesundheit Ganzheitliche Gesundheitsvorsorge
G. A. Ulmer

Es gibt unzählige Krankheiten, aber nur eine Gesundheit. Statt immer nur von Krankenfürsorge zu reden, sollte besser Gesundheitsvorsorge gefördert werden. Hippokrates wusste darum und forderte deshalb jeden Patienten auf, selbst aktiv zu werden.
208 S., br., 55 Abb., ISBN 978-3-932346-49-1